Heidelore Kluge • Quelle der Selbstheilung

HEIDELORE KLUGE

Quelle der Selbstheilung

URIN-THERAPIE

ORLANDA

*15 Trinke Wasser aus »deiner« Zisterne und was quillt aus »deinem«
Brunnen. 16 Sollen deine Quellen herausfließen auf die Straße und deine
Wasserbäche auf die Gassen? 17 Habe du sie allein und kein Fremder mit
dir.* ALTES TESTAMENT, SPRÜCHE 5,15/16

*13 Jesus antwortete und sprach zu ihr: Wer von diesem Wasser trinkt, den
wird wieder dürsten; 14 wer aber von dem Wasser trinken wird, das ich
ihm gebe, den wird in Ewigkeit nicht dürsten, sondern das Wasser, das ich
ihm geben werde, das wird in ihm eine Quelle des Wassers werden, das in
das ewige Leben quillt.* NEUES TESTAMENT JOHANNES 4,13/14

*37 Aber am letzten Tag des Festes, der der höchste war, trat Jesus auf und
rief: Wen da dürstet, der komme zu mir und trinke! 38 Wer an mich
glaubt, wie die Schrift sagt, von dessen Leib werden Ströme lebendigen
Wassers fließen.* NEUES TESTAMENT JOHANNES 7,37/38

Das Wasser des Lebens ist Euch gegeben, um es zu trinken und Euren Leib darin zu baden. ALTES TESTAMENT

INHALT

VORWORT

Mit dem Urin trägt jeder Mensch ständig seine eigene Apotheke bei sich, auf die er immer wieder zurückgreifen kann, z.B.

- zur »Ersten Hilfe« bei kleineren Verletzungen
- zur Behandlung von akuten und chronischen Erkrankungen
- zur Steigerung der körpereigenen Abwehrkräfte und damit zur Vorbeugung gegen Leiden der unterschiedlichsten Art
- zur allgemeinen Steigerung von Leistungsfähigkeit und Wohlbefinden.

Während industriell hergestellte Medikamente jeweils nur einen Teilaspekt der individuellen Krankheiten abdecken können, enthält der eigene Urin nicht nur das gesamte Spektrum der Krankheitsinformationen, sondern gleichzeitig auch die Heilmittel in genau der richtigen Zusammensetzung. Alles, was Sie an Krankheitsstoffen in sich tragen, kann über den Urin – ähnlich wie bei der Impfung – zur Selbstimmunisierung beitragen.

Der holländische Urin-Therapeut Coen van der Kroon beschreibt das folgendermaßen: »*Die Urin-Therapie kann in gewisser Form als eine Art Selbst-Impfung angesehen werden. Man geht davon aus, dass bestimmte ausgeschiedene Körpersubstanzen, auch solche, die von einem möglichen Krankheitsprozess stammen, beim Trinken und Einmassieren des Urins dem Körper in kleinen Mengen wieder zugeführt werden. Durch die Därme oder durch die Haut werden sie in das Blut aufgenommen. Der Hypothese zufolge erhält das Abwehrsystem somit die Chance, adäquat zu reagieren.*«

Die Therapie mit dem eigenen Urin ist sicherlich kein Wundermittel. Krankheiten sind ja in den meisten Fällen nicht nur physischer Art, sondern haben auch einen psychischen Hintergrund. Sie erfordern also immer eine ganzheitliche Behandlung. Urin-Therapie allein reicht deshalb nicht aus, um einen »neuen Menschen« aus Ihnen zu machen. Verbinden Sie die Urin-Behandlung aus diesem Grund möglichst mit einer Umstellung Ihrer Lebensgewohnheiten – dann wird der Heilungserfolg auch von Dauer sein!

WARUM URIN-THERAPIE HEUTE BEI MEDIZINER/INNEN UND PATIENT/INNEN SO UNBEKANNT IST

Obwohl sich seit Ende des 19. Jahrhunderts Wissenschaftler mit Urin und dessen Anwendung in der Medizin beschäftigt haben, ist gerade bei Ärzten das Wissen darüber – falls überhaupt vorhanden – eher rudimentär. Liegt das daran, dass die Ärzte ihren Patienten nicht zu etwas so »Ekligem« raten mögen? Oder hegen sie Misstrauen zu dem, was sie (meistens abwertend) »Volksmedizin« nennen, die letztlich über Jahrhunderte die besten Erfolge mit der Urin-Therapie hatte? Beides mag eine Rolle spielen. Das wichtigste Motiv für die mangelnde Information gerade der Ärzte liegt aber sicherlich darin, dass die heutige Medizin einseitig auf Medikamente und Operationen ausgerichtet ist. *»Aber«*, schreibt Martha M. Christy, die bekannte Urinforscherin, *»es gibt auch noch einen anderen Grund dafür, weshalb wir so wenig über die billigste und wirksamste Naturheilmethode wissen – mit der Urin-Therapie lässt sich einfach kein Geld machen.«*

Das Problem ist, dass heute nicht mehr Ärzte und Forscher die Fortschritte im Gesundheitswesen in der Hand haben – sondern Pharmakonzerne. Die Forschung muss finanziert werden, und schon seit den Anfängen der modernen Medizin waren Forscher zu einem großen Teil von der Pharmaindustrie abhängig. Deshalb entscheiden nicht die Forscher, sondern diese Unternehmen darüber, welche Forschungsergebnisse veröffentlicht werden sollen.

Einfache und billige Heilmittel wie Kräuter, homöopathische Mittel oder die Urin-Therapie, die sich als ebenso wirksam, aber billiger und ungefährlicher als chemische Verbindungen erwiesen haben, mögen zwar für die betroffenen Menschen besser sein, aber die Konzerne können damit keinen Profit machen und fördern und verkaufen sie deshalb auch nicht.

Dazu Martha M. Christy: »*Deshalb liegt es im Interesse der Pharmaindustrie, Heilmittel und traditionelle Therapien zu ignorieren und zu entkräften, denn sie kann man nicht patentieren lassen und sie bringen nichts ein. Nur durch den Verkauf und die Vermarktung von Produkten, die das meiste Geld einbringen, kann ein Unternehmen überleben und florieren. Es liegt in der Natur der Pharmakonzerne, dass sie, um zu überleben, genau diese Produkte fördern müssen.*«

Kapitel 1
GESCHICHTE UND GESCHICHTEN

Erfahrungen mit der Urin-Therapie

Meine erste Begegnung mit der Urin-Therapie fand im Wartezimmer meines Hausarztes statt. Dort traf ich eine Bekannte, die mir begeistert erzählte, dass sie durch tägliches Urin-Trinken ihr Sodbrennen, das sie seit Jahren quälte, kuriert hatte.

Kurz danach berichtete eine andere Bekannte, bei der sich während eines Wanderurlaubs in Griechenland eine lederartige Hautverhärtung im Rückenbereich zeigte, die weder auf kosmetische noch auf medizinische Cremes reagierte, dass sie dieses Problem innerhalb weniger Tage durch einfaches Betupfen mit Urin lösen konnte.

Therapie durch Eigenurin?
Zuerst habe ich mich geschüttelt. Dann wurde ich neugierig. Und schließlich fielen mir die verschiedensten Erfahrungen aus meiner eigenen Familie ein:

- Mein Vater, der ebenso begeistert dem Pferdesport huldigte wie ich, hatte mir oft geraten, meine drückenden Reitstiefel mit Urin zu behandeln.
- Meine Mutter, die von einem ostpreußischen Bauernhof stammt, erzählte, wie Hände und Füße schnell geheilt wurden, wenn sie z.B. beim Kartoffelausnehmen bei niedrigen Temperaturen aufgesprungen waren: durch Einreiben mit frischem Urin.
- Den Babys in meiner Familie, die ja damals noch mit Mullwindeln gewickelt wurden, wurde der Mund jedes Mal mit der durchnässten Windel ausgewischt. Keines der Babys litt jemals unter Soor (Pilzerkrankung der Mundschleimhäute) – während mein eigener Sohn als Kind der Plastikwindelgeneration lange Monate damit zu kämpfen hatte.

Durch Herumfragen im Bekannten- und Freundeskreis fand ich heraus, dass die meisten Menschen ebenfalls eigene Erfahrungen mit der Urin-Therapie gemacht hatten:

- Mehrere waren in ihrer Kindheit durch die Anwendung von Urin von Diphtherie geheilt worden, einer Erkrankung, die vor allem während der 1930er und 40er Jahre lebensbedrohend war – durch Gurgeln, Einreibungen und Urin-Trinken.
- Viele hatten Hautunreinheiten und -erkrankungen erfolgreich mit Urin behandelt. Pickel, Akne, selbst neurodermitische Reaktionen konnten schnell und ohne Nebenwirkungen geheilt werden.
- Eine Frau, die unter einer Allergie gegen Angorawolle leidet, konnte sich ebenfalls mit Eigenharn-Einreibungen helfen. Während der Wintermonate trugen die meisten ihrer Freundinnen Kleidungsstücke mit Angoraanteilen, worauf sie jedes Mal mit Asthmaanfällen und heftigen Hautausschlägen reagierte. Für sie gab es die Alternative ihre Freundinnen während dieser Zeit nicht zu treffen oder aktiv etwas zu unternehmen. Die Urin-Therapie wirkte »desensibilisierend«, d.h. ihr Körper reagierte nach der Urin-Behandlung weniger sensibel auf das Allergen Angorawolle.

Interessant fand ich bei meinen Recherchen über die Anwendung von Urin insbesondere auch die Mitteilungen von ehemaligen Soldaten und Kriegsgefangenen. In den Extremsituationen von Krieg und Gefangenschaft standen selbst für schwierigste chirurgische Eingriffe kaum geeignete Medikamente zur Verfügung. Nicht selten desinfizierten Ärzte deshalb ihre Instrumente mit Urin. Außerdem wurden viele Erkrankungen in Eigentherapie mit Urin behandelt.

Dabei stieß ich auch auf die Reaktion eines Hörers im Zusammenhang mit einer WDR-Sendung von Carmen Thomas über die Eigenurin-Behandlung:

»(...)Viele Jahre später habe ich als einer der ersten Wehrpflichtigen mit US-Soldaten (...) ein besonderes Trainingsprogramm absolviert. Unter Punkt 3 einer 10-Punkte-Medizin-Hilfe wurde für bestimmte Situationen die ›Eigenurin-Behandlung‹ empfohlen. Das ›Urin-Gurgeln‹ und Einreiben am Oberkörper in ›Gruppenstärke‹ vergesse ich nie. Angeblich wurde diese Selbstbehandlung von Indianerstämmen übernommen. – 1963 habe ich bei einer Reportage über deutsche Fremdenlegionäre während des Algerienkrieges festgestellt, dass auch bei dieser Truppe die ›Eigenurin-Behandlung‹ für Notsituationen bekannt war.«

In der Sendung von Carmen Thomas gab es auch eine sehr interessante Äußerung des Mediziners Prof. Hans Schadewaldt: *»Die Wiedergewinnung von Penicillin aus dem Urin nach dem Zweiten Weltkrieg ... Als wir noch keines hatten, haben hier in Deutschland Ärzte aus dem Urin von Patienten, die von Amerikanern behandelt worden waren, Penicillin wiedergewonnen. Und so konnten sie dieses Penicillin für ihre Patienten wiederverwenden. Man musste es nur konzentrieren und dann hat man es den schwerkranken Patienten eingespritzt.«*

Aus der Literatur und aus den Erzählungen anderer Leute hatte ich also eine ganze Menge interessanter Erkenntnisse über die Urin-Therapie gewonnen. Trotzdem schüttelte ich mich immer noch bei dem Gedanken, die Urin-Therapie bei mir selbst anzuwenden. Nun gut, vielleicht äußerlich beim nächsten Mückenstich ... Aber innerlich?

Dann bekam ich kurz vor einem öffentlichen Auftritt eine heftige Zahnfleischentzündung. Ich wusste aus Erfahrung, dass es zu einer entstellenden Schwellung der betreffenden Gesichtsseite kommen würde, gegen die mir bisher noch kein Medikament helfen konnte. Sollte ich die Veranstaltung absagen? Oder eventuell doch ...?

Ich habe es also selbst ausprobiert.

Mehrmals täglich betupfte ich die entzündete Kieferstelle mit einem mit frischem Urin getränkten Wattestäbchen.

Folgendes passierte:

- Die Entzündung ging innerhalb eines Tages zurück.
- Es kam nicht zu der gefürchteten Schwellung.
- Ich konnte an der geplanten Veranstaltung teilnehmen.
- Der Geschmack des Eigenurins überraschte mich – er war überhaupt nicht eklig, schmeckte eher wie ganz leichtes Salzwasser.
- Meine Vorurteile gegen die Urin-Therapie waren überwunden.
- Ich entschloss mich, dieses Buch zu schreiben.

Urin-Therapie? – nichts Neues!

Zur Zeit ist die Urin-Therapie sehr »im Gespräch«. Dabei ist diese Form der Selbstbehandlung durchaus nichts Neues. Seit Jahrtausenden wird sie in den verschiedensten Kulturen angewendet. Was wir heute erleben, ist also die Wiederentdeckung eines uralten Heilverfahrens.

Ein Streifzug durch die Medizingeschichte

Der berühmte Arzt Galen (129–199 n. Chr.) berichtet darüber ebenso wie der römische Schriftsteller Plinius (23–79 n. Chr.). Bereits im 4. Jahrhundert v. Chr. beschreibt der griechische Arzt Hippokrates sehr genau die Verwendung von Urin sowohl für die Diagnose als auch für die Therapie.

In Deutschland ist es vor allem Paracelsus (1493–1541), der in seinen Schriften die Verlässlichkeit des Urins als Diagnosemittel bestätigt und ihn auch zur Behandlung verschiedener Krankheiten empfiehlt. Auch von Christian Wilhelm Hufeland (1762–1836), der nicht nur ein Freund Goethes, sondern einer der berühmtesten Ärzte seiner Zeit war, stammen verschiedene Schriften über die Eigenharn-Therapie.

»Vor allen anderen Dreck-Artzeneyen rühmen und recommendiren wir den Menschen-Urin, als unter allen das sauberste, und dabei doch allgemeinste Hülffs-Mittel, gegen fast alle Krankheiten und Zufälle (...) Sicherlich kann man sagen, dass der gütige Gott jedwedem Menschen seine vollkommene Artzney in allen Nothfällen beygegeben, wenn man nur den Urin betrachtet, den jedoch der Mensch allezeit bey sich hat.«

(aus: Paullini DRECK-APOTHEKE)

Das berühmteste deutsche Buch über die Urin-Therapie ist Paullinis »Heylsame Dreck-Apotheke«, das 1696 erschien. Christian Franz PAULLINI (1643–1712) war Arzt und Theologe. In seinem Buch schildert er die Verwendung von Ausscheidungsprodukten zur Behandlung von Krankheiten und berichtet auch über die Erfolge dieser Methode. So schildert er den Fall eines Trompeters am oldenburgischen Hof, *»der jeden Morgen statt des Branntweins ein Glas warmen Urin ausgetrunken habe und dabei nach einer von ihm geratenen Methode sich Zeit seines Lebens von Podagra, von Stein und allen Krankheiten befreit gefunden habe. Er habe in guter Verfassung ein hohes Alter erreicht. Er habe dergleichen Beispiele noch von vielen anderen Leuten gehört, welche durch ihren Urin ein langes Leben erlangt hätten. Deswegen könne er kühn behaupten, der Urin sei* EIN KURZER WEG ZU LANGEM LEBEN.«

In unserem Jahrhundert war es vor allem der englische Arzt J.W. ARMSTRONG, der sich für die Urin-Therapie einsetzte. Als er nach einem Tuberkolose-Befall beider Lungenflügel zusätzlich – infolge von Behandlungsfehlern – einen Diabetes mellitus (Zuckerkrankheit) entwickelte, erinnerte er sich daran, dass sein Großvater Tiere mit der Urin-Therapie geheilt hatte. 45 Tage lang fastete Armstrong mit Urin und Wasser und rieb sich außerdem täglich mit Eigenharn ein. Diese Kur brachte ihm vollständige Heilung. Sein Buch »Wasser des Lebens« ist eines der wichtigsten Standardwerke der modernen Urin-Therapie.

Die klassische ayurvedische Medizin, die – in Indien entwickelt – heute weltweit praktiziert wird, arbeitet ebenfalls mit der Urin-Therapie.

In einem alten Sanskrittext ist sogar ein Gespräch des Gottes Schiwa mit seiner Gefährtin Parvati niedergeschrieben, in dessen Verlauf er ihr das Geheimnis seiner Schönheit und Jugend verrät: er trinkt täglich seinen eigenen Urin, den er als »himmlischen Nektar« bezeichnet. Sehr eingehend beschreibt er dann die Formen der Anwendung und weist auch auf die richtige Lebensführung im Zusammenhang mit der Urin-Therapie hin.

Aber Schiwa geht es nicht nur um die gesundheitliche, sondern auch um die geistige Wirkung des Urin-Trinkens. Er vertraut Parvati an, dass bereits nach einer Anwendung von zwei Monaten der Geist geschärft sei. Nach fünf Monaten erlange man Hellsichtigkeit und göttliche Visionen, nach sechs Monaten hohe Intelligenz und Erfahrung in den heiligen Schriften.

Indische Yogis praktizieren auch heute noch das Urin-Trinken und führen nicht zuletzt darauf ihre mitunter fast übernatürlich erscheinenden Fähigkeiten zurück, z.B. über lange Zeit fasten oder in den unbequemsten Stellungen meditierend ausharren zu können.

Ein Ministerpräsident als Urin-Therapeut

Der berühmteste Urin-Trinker ist wohl Morarji Desai, der von 1977 bis 1979 indischer Ministerpräsident war. Er heilte seine Malaria mit zehntägigem Urinfasten und trinkt seitdem jeden Morgen ein Glas Eigenurin. Mit weit über neunzig Jahren hat er sich dadurch Spannkraft und Gesundheit erhalten. Er schrieb selbst ein Buch über »Das Wunder der Urin-Therapie«. Im Vorwort zu einem anderen Buch über dieses Thema schreibt er:

»Ich hoffe, dass in einer Zeit, wo so viele merkwürdige Medizinen fabriziert werden, diese so schöne und einfache Therapie viele Anhänger findet.«

Inzwischen wird in verschiedenen indischen Krankenhäusern die Urin-Therapie praktiziert. Dies ist übrigens auch in den USA der Fall. Das von der Schweizerin Dr. Beatrice Bartnett in Florida gegründete »Water of Life Institute« hat viel dazu beigetragen, diese Therapie zu etablieren. Auch in Russland und Frankreich wird in einigen Kliniken mit der Urin-Therapie gearbeitet.

Urin – ein Wirtschaftsfaktor

Beispiele aus den USA und aus China zeigen, dass sich aus dem Urin wichtige Stoffe für die Verwendung in der Pharma-Industrie gewinnen lassen. Der Urin ist also nicht nur in medizinischer, sondern auch in wirtschaftlicher Hinsicht interessant.

Geld stinkt nicht!«

Wie in anderen antiken Staaten wurde auch im alten Rom Urin als Reinigungsmittel für Textilien verwendet. Harn geht nach wenigen Tagen in Fäulnis über und bildet dann Ammoniak. Dieser verbindet sich während der Wäsche mit dem Fett der Kleidung, vor allem mit dem der Wolle, zu flüssiger Seife.

In einer Metropole wie Rom wurden dementsprechend große Mengen Urin benötigt, um den Bedarf der Wäschereien zu decken. So entwickelte sich ein besonderer Berufsstand, die »fullones«. Diese sammelten neben der Wäsche auch den Urin aus den von ihnen betriebenen öffentlichen Bedürfnisanstalten ein und transportierten beides in ihre Waschküchen außerhalb der Stadt. Dort wurde der Urin in große Steinbottiche gegeben, worin dann durch Treten und Stampfen mit den Füßen die Wäsche gewaschen wurde. Anschließend wurde die Wäsche dann am Fluss gespült und auf der Wiese gebleicht.

Für ihre unangenehme Arbeit wurden die »fullones« gut bezahlt und waren meistens wohlhabende Leute. Das brachte Kaiser Vespasian (Regierungszeit 69–79 n. Chr.) auf den Gedanken, von ihnen höhere Steuern zu fordern. Ihr Hinweis auf die übelriechende Tätigkeit half den »fullones« nicht. »Pecunia non olet – Geld stinkt nicht«, meinte der Kaiser.

Die Behandlung von Textilien, besonders von Wolle, mit Urin ist bis in unsere Zeit üblich. So wird der berühmte englische Harris-Tweed ausschließlich mit Menschenurin zum Entschweißen der Wolle hergestellt – dies wurde sogar durch ein Dekret des englischen Parlamentes festgelegt.

Kurioses aus aller Welt

Andere Länder – andere Sitten ... Das gilt auch für den Umgang mit dem Urin. Dabei kann man manches entdecken, das zum Staunen, aber auch zum Schmunzeln ist.

Hätten Sie gewusst, dass...

... in der Schweiz Urin verwendet wurde, um den Käse würziger zu machen?

... die nordamerikanischen Ureinwohner ihre Büffelfelle in Harn einweichten, um sie geschmeidiger zu machen?

... in Irland die Waschfrauen Harn ins Waschwasser gaben? Dieser diente als Weichspüler, vor allem von Wollsachen.

... in vielen afrikanischen Ländern die Milchgefäße mit Urin ausgewaschen wurden? Diese Maßnahme diente der Desinfizierung.

... in Nordamerika der Tabak mit Harn gebeizt wurde, um ihm die richtige »Würze« zu geben? Dabei wurde vorzugsweise der Urin von Frauen verwendet, weil Männerurin zu scharf ist.

... in Sibirien der Harn von Betrunkenen getrunken wurde? So wurde der darin enthaltene Alkohol noch einmal »verwertet«.

Kapitel 2
TATSACHEN ÜBER DEN URIN

Wie entsteht Urin?

Wenn man sich mit der Urin-Therapie auseinandersetzt, sollte man auch seinen Körper und dessen Funktionen kennen lernen – vor allem jene Bereiche, in denen der Urin entsteht.

Die Niere – ein Wunderwerk der Natur

Die Niere ist ein äußerst kunstvoll entwickeltes Organ. Sie spielt im »Recycling-System« des Körpers eine wesentliche Rolle. Ihre wichtigste Funktion ist die Herstellung des Gleichgewichts zwischen allen im Blut vorhandenen Stoffen.

Die Leistungen der Niere

Während die Blase die Sammelstation des Urins ist, ist die Niere die Quelle. Ihre Aufgabe ist es:

- das Blutplasma zu filtern und dabei die Stoffwechselschlacken über den Harnleiter der Blase zuzuführen
- das Säure-Basen-Gleichgewicht zu stabilisieren – möglichst bei einem optimalen pH-Wert von 7,4
- den Salz- und Wasserhaushalt zu steuern
- dem Körper wichtige Nährstoffe zur Wiederverwendung zuzuführen
- den normalen osmotischen Druck im Blutplasma aufrechtzuerhalten – dieser ist wichtig für den innerkörperlichen Flüssigkeitsaustausch.

Der Aufbau der Niere

Die Nieren liegen links und rechts der Wirbelsäule unterhalb des Zwerchfells zwischen Bauchfell und hinterer Bauchwand. Sie sind etwa handgroß und haben ein bis zwei Prozent des Körpergewichts.

Die funktionellen Einheiten der Niere – und gleichzeitig ihre kleinsten Bausteine – sind die zwei Millionen Nephronen. Dabei handelt es sich um ein kompliziert gebautes Röhrensystem. Es ist an einem Ende verschlossen (nur feinste Blutäderchen, die Kapillaren, führen hinein) und öffnet sich mit dem anderen in das Nierenbecken. Dort sammelt sich dann der Urin, bevor er in den Harnleiter und von dort in die Blase übergeht.

Vorher jedoch fließt der sogenannte Primärharn an Körperzellen vorbei, die einen Teil der darin enthaltenen Stoffe – Wasser, Mineralien, Vitamine usw. – wieder aufnehmen. Dadurch verwandelt sich der Primärharn zum Endharn, der schließlich ausgeschieden wird.

So arbeiten die Nephronen

In diesen winzigen kugelförmigen Einheiten entsteht ein Druck, der bewirkt, dass

- nur Blutplasma und Plasmaeiweiß in den Kapillaren verbleiben,
- das Wasser und alle anderen Substanzen aus den Blutgefäßen austreten.

Nur diese letzteren Stoffe sickern in die Kapseln der Nephronen und treten am anderen Ende als Primärharn ins Nierenbecken aus.

Warum wir »müssen« müssen

Erst kommt der Durst ...

Der Körper kann zwar wochen-, sogar monatelang ohne Nahrung auskommen, doch schon wenige Tage ohne Flüssigkeitszufuhr können tödlich enden. Um den Betrieb der vielen komplizierten Organfunktionen aufrechtzuerhalten, ist Wasser notwendig.

Die Wasserzufuhr wird durch das Durstgefühl reguliert. Im Hypothalamus, der Hirnanhangdrüse, befinden sich sogenannte Osmoserezeptoren. Diese signalisieren – z.B. durch trockene Lippen -, wann der Wasserdruck im Körper nachlässt und das System »nachgefüllt« werden muss.

... dann kommt der Druck.
Wenn auf dem Weg über Niere und Harnleiter soviel Wasser in die Blase gelangt ist, dass diese voll ist, gibt sie ein Signal: man verspürt Harndrang und geht auf die Toilette. Beim erwachsenen Menschen ist dies bei etwa 200 bis 400 ml Blaseninhalt der Fall.

So funktioniert die Blase

Die Blase ist ein stark dehnbarer Hohlmuskel. Ihr Fassungsvermögen beträgt beim Erwachsenen 0,5 bis ein Liter. Ein Zurückfließen des Endharns in den Organismus wird bei starker Füllung durch das Zusammenpressen der Harnleitermündungen automatisch verhindert. Vor der Harnröhre gibt es dann einen Schließmuskel, der sich normalerweise erst dann öffnet, wenn wir dies bewusst wollen, nämlich auf der Toilette – ein Vorgang, den ein Kleinkind erst lernen muss.

Täglich scheidet die Blase eines erwachsenen Menschen zwischen ein und zwei Liter Urin aus, je nachdem, wie viel man getrunken hat.

Hätten Sie gewusst ...
... dass die Niere täglich etwa dreihundert Mal die gesamte Blutmenge des Körpers filtert? Der menschliche Körper enthält ungefähr fünf bis sieben Liter Blut. Unsere Nieren müssen also Tag für Tag den Durchfluss von 1.500 bis 2.000 Liter Blut bewältigen!

... dass im Laufe eines Tages auch das Dreifache des gesamten Körperwassers gefiltert wird? Das sind ungefähr 180 Liter!

... dass täglich etwa 7,5 Kilogramm gelöstes Kochsalz durch die Nieren wandern?

Woraus besteht Urin?

Wie wir im Abschnitt Wie entsteht Urin? sehen, ist unser Urin im Grunde nichts anderes als ein Filterprodukt unseres Blutes: was eben noch im Blut war, finden wir wenig später im Urin wieder.

Zum größten Teil besteht Urin aus Wasser. Aber pro Tag scheidet der erwachsene Mensch auch 60 Gramm gelöste Stoffe aus – davon 35 Gramm organische und 25 Gramm anorganische. Darunter befinden sich lebenswichtige Vitamine, Mineralstoffe und Hormone. Die medizinische Forschung ermittelte inzwischen weit über tausend im Urin enthaltene Substanzen!

Es würde sicherlich zu weit führen, all diese Inhaltsstoffe aufzulisten und zu beschreiben. Aber wer sich mit Eigenurin behandeln möchte, sollte wenigstens über einige der wichtigsten Bestandteile dieses »Wunderwassers« Bescheid wissen.

Anorganische Stoffe

Kalium, Kalzium, Magnesium, Natrium – all dies nehmen wir z.B. über Speisesalz, oft auch durch spezielle Mineralstoffpräparate zu uns. Wir brauchen diese Stoffe

- für den Wasserhaushalt und für die Nerven-, Muskel- und Herzfunktionen (Kalium)
- für den Knochenaufbau (Kalzium)
- für die Nerven- und Muskelfunktionen (Magnesium)
- für den Flüssigkeitshaushalt (Natrium)
- für die Verflüssigung des Bronchialsekrets und der damit einhergehenden Hustenlinderung (Ammonium)

- für die Bildung des roten Blutfarbstoffs Hämoglobin und zur Speicherung von Sauerstoff im Muskelfarbstoff Myoglobin (Eisen)
- für den Atmungsprozess (Sauerstoff)
- für die Bildung zahlreicher biochemisch wichtiger Substanzen, besonders der Proteine und Nukleinsäuren.

Vitalstoffe

Damit werden mehrere Gruppen von Wirkstoffen bezeichnet, die für den Aufbau und die Funktion des Organismus notwendig sind, z.B.

- für die Sauerstoffversorgung (Eisen)
- für die Schilddrüsenfunktion (Jod)
- für die Funktion der Zellen und Gelenke (Schwefel)
- für das Immunsystem, den Zuckerhaushalt, die Steuerung der Alterungsprozesse (Zink)
- für die Auslösung verschiedenster Entwicklungsvorgänge in den Organen (Vitamin C, Vitamine der B-Gruppe).

Organische Substanzen

- Harnstoff wird vielfach in kosmetischen Präparaten zur Hautpflege eingesetzt.
- Ameisensäure dient als Hautreizungsmittel bei vielen rheumatischen Prozessen.
- Buttersäure ist ein wichtiger Bestandteil des Schweißes.
- Oxalsäure wird u.a. zum Bleichen von Textilien und Leder verwendet.
- Bernsteinsäure ist wichtig für den Fett- und Kohlehydratstoffwechsel.
- Allantoin ist wirksam in der Wundbehandlung und für die Hautglättung.

- Carbaminsäure wird zur Herstellung von Insektiziden und Herbiziden verwendet.
- Adenin schützt die Leber und wirkt blutdrucksenkend.
- Kreatin ist eine wichtige Phosphatreserve der Muskulatur.

Hormone

Schon um die Jahrhundertwende wurde die Bedeutung der Hormone entdeckt, die im menschlichen Urin enthalten sind, z.B. der Hormone der Hypophyse (Hirnanhangdrüse), der Nebennieren und der Geschlechtsdrüsen. Inzwischen wurden zahlreiche weitere Hormone im Urin entdeckt.

Die Wirkungsweise einiger wichtiger im Urin enthaltener Hormone:

- Aldosteron (Hormon der Nebennierenrinde) reguliert den Wasser- und Mineralstoffhaushalt.
- Adrenalin (Hormon des Nebennierenmarks) verbessert die Versorgung der Körperorgane mit Nährstoffen.
- Parathormon (Hormon der Nebenschilddrüse) hält den Kalziumspiegel des Blutes konstant.
- Dehydroisoandrosteron (Hormon der Nebennieren) verhindert Übergewicht und stimuliert das Wachstum des Knochenmarks.
- Prostaglandine (Gewebshormone) wirken auf vielfältige Weise auf wichtige Stoffwechselprozesse ein.
- Melatonin (Hormon, das in der Hirnanhangdrüse produziert wird) wird seit einigen Jahren besonders intensiv erforscht. Es wird vermutet, dass Melatonin die tageszeitliche Rhythmik zahlreicher Körperfunktionen steuert und auch das Immunsystem beeinflusst.

  Melatonin wird vorwiegend nachts ausgeschüttet, was möglicherweise ein Grund für seine stressmindernde und beruhigende Wirkung ist. Bei indischen Yogis ist es jedenfalls eine seit langem verbreitete Praxis, täglich gerade ihren Morgenurin zu trinken (der besonders reich an Melatonin ist) – u.a. mit der Begründung, dass sie dadurch befähigt werden, auch die schwierigsten und anstrengendsten Meditationsübungen durchzustehen. Er schenke Gelassenheit und innere Ruhe, heißt es. Über ähnliche Erfahrungen berichten auch Menschen in westlichen Ländern, die auf diese Weise nervöse und depressive Zustände heilten oder zumindest linderten.

Androgene

Männliche Geschlechtshormone werden als Androgene bezeichnet.

- Androsteron regelt wie Testosteron den Geschlechtstrieb und ist wichtig für die Ausbildung der männlichen sekundären Geschlechtsmerkmale.
- Östradiol ist das physiologisch wirksamste Steroidhormon aus der Reihe der Östrogene (weibliche Geschlechtshormone). Gemeinsam mit Progesteron hat es eine zentrale Funktion im Menstruationszyklus.
- Östriol ist ein Steroidhormon aus der Reihe der Östrogene. Es ist besonders wirksam bei Wechseljahrsbeschwerden.
- Östron ist ebenfalls ein Steroidhormon aus der Reihe der Östrogene.

Enzyme

Enzyme sind Eiweißstoffe, die in den Körperzellen gebildet werden, und die viele lebenswichtige chemische Reaktionen im Organismus überhaupt erst ermöglichen. Man kennt heute etwa dreitausend verschiedene Enzyme. Beim Ausfall bestimmter Enzyme kann es zu schweren Stoffwechselstörungen kommen.

Die Wirkungsweise einiger wichtiger, im Urin enthaltener Enzyme:

- AMYLASEN sind wichtige Stoffwechselaktivatoren, die vor allem für die Darmfunktion zuständig sind.
- PROTEASEN sind von Bedeutung sowohl für den Abbau als auch für den Aufbau von Körpereiweiß.
- UROKINASE ist zur Zeit offensichtlich im Brennpunkt medizinischen und pharmazeutischen Interesses. Es wird von den Nierenzellen gebildet und wurde zuerst aus dem Urin isoliert (deshalb der Name).
  Die Wirkungsweise der Urokinase ist vielfältig. U.a. erweitert sie die Arterien und reguliert die Blutgerinnung. Der holländische Urin-Therapeut Coen van der Kroon hält Urokinase für ein Enzym von besonders starker Heilkraft, »das sich selbst die Stellen im Körper sucht, die Genesung nötig haben.«
  Inzwischen macht auch die Pharma-Industrie von der heilsamen Wirkung der Urokinase Gebrauch. So gibt es in Amerika eine Firma, die in transportablen Toiletten den Urin der Gäste bei Konzerten, großen Festen usw. auffängt. Danach geht die Flüssigkeit durch speziell entwickelte Filteranlagen – ein Verfahren, das in China bereits seit längerem angewendet wird. Neben anderen Stoffen wird vor allem die weltweit begehrte Urokinase isoliert und an pharmazeutische Firmen verkauft. Diese stellen daraus Medikamente zur Behandlung von Thrombosen, Embolien und Infarkten her.

WEITERE INHALTSSTOFFE

- KOHLENHYDRATE dienen als wichtigste Energielieferanten der Zellen und sind wesentlich am Gehirnstoffwechsel beteiligt.
- PIGMENTE sind farbgebende Substanzen der in bestimmten Zellen abgelagerten Farbkörperchen.
- MUZINE sind Schleimstoffe, die von Haut und Schleimhäuten

zum Schutz gegen chemische und mechanische Einwirkungen ausgeschieden werden und einen wesentlichen Bestandteil des Speichels und des Magensafts (Schutz vor Pepsinwirkung) bilden.

- Ascorbinsäure hat als Vitamin C große physiologische Bedeutung. Sie ist wichtig bei der Bildung des im Binde- und Knochengewebe vorhandenen Collagens. Außerdem ist sie von Bedeutung im Stoffwechsel aromatischer Aminosäuren sowie bei der Resorption und Speicherung von Eisen. Auch die Bildung bestimmter Steroidhormone der Nebennierenrinde ist von Ascorbinsäure abhängig.
- Aminosäuren haben neben ihrer lebenswichtigen Funktion als Eiweißbausteine auch andere physiologische Aufgaben: Arginin ist z.B. wachstumsfördernd, Cystein dient dem Keratinaufbau und ist wichtig beim Leberstoffwechsel, Valin zum Funktionieren des Nervensystems.
- Biotin ist auch bekannt als Vitamin H und wirkt gegen Hauterkrankungen und Haarausfall.
- Dopamin ist ein sogenannter Neurotransmitter des Zentralnervensystems. Gleichzeitig ist Dopamin die direkte Vorstufe zum Noradrenalin, aus dem wiederum Adrenalin gebildet werden kann. Dopamin-Mangel ist ein entscheidender Faktor bei der Entstehung von Parkinson.
- Glutaminsäure ist ein Bestandteil fast aller Eiweißstoffe. Sie spielt im Zellstoffwechsel eine überragende Rolle. Außerdem bindet sie das beim Proteinabbau freiwerdende nervenschädigende Ammoniak unter Bildung von Glutamin. Durch sie wird die Verwertung der Kohlenhydrate im Gehirn gefördert.
- Jod ist ein unentbehrlicher Bestandteil des menschlichen Organismus. Als essentielles Spurenelement ist es z.B. Baustein des Schilddrüsenhormons Thyroxin.
- Lysin ist eine Aminosäure, die das Knochenwachstum fördert.
- Methionin ist eine Aminosäure, die das Gewebewachstum fördert.
- Pantothensäure trägt zur Fettsäuresynthese bei.

Urin ist nicht giftig –

Wir nehmen täglich Gifte zu uns, durch die Luft, durch die Nahrung, durch die sogenannten »Genuss-Gifte« wie Alkohol und Nikotin. Auch viele Grundstoffe von Medikamenten sind hochgiftig – etwa Extrakte aus Digitalis (Fingerhut), die gegen Herzkrankheiten eingesetzt werden. Selbst die sanfte homöopathische Medizin benutzt Stoffe aus der Belladonna (Tollkirsche) und der Bryonia (Zaunrübe). »Es kommt auf die Dosierung an«, sagte schon der berühmte Arzt Paracelsus.

Wie sieht es nun mit dem Urin aus – diesem Heilmittel, das wir selbst produzieren?

Natürlich ist Urin nie vollkommen steril, er enthält immer Keime. Diese sind aber in den allermeisten Fällen harmlos. Schließlich ist jeder Mensch gegen seine eigenen Bakterien immun. Die Urin-Therapie wirkt also ähnlich wie eine Impfung, bei der dem Körper in geringer Menge Krankheitsstoffe zugeführt werden, um ihn zu immunisieren. Um aber die Bakterienzahl möglichst gering zu halten, wird beim Urin-Trinken grundsätzlich der Mittelstrahl verwendet. So sind die meisten Bakterien, die sich in der Harnröhre befinden, schon ausgespült.

Nur in einigen Fällen, z.B. bei Blasen- und Nierenentzündungen, sind so viele Krankheitserreger im Urin, dass von dessen Verwendung abzuraten ist. Das gilt auch bei der Einnahme von Medikamenten. Darauf und auf die Wirkung der Ernährung auf die Beschaffenheit des Urins wird in einem späteren Kapitel eingegangen.

– Urin ist heilsam!

Eigenurin wird – im Gegensatz zu vielen Medikamenten und auch Nahrungsmitteln – niemals eine allergische Überreaktion auslösen. Der im Urin enthaltene Harnstoff hat darüber hinaus bakterientötende Wirkung.

Verschiedene Wirkstoffe des Urins werden in der Pharmazie zu

Medikamenten verarbeitet oder synthetisch hergestellt. »Wenn Urinbestandteile in Form einer Tablette helfen«, meint der Heilpraktiker Hans Höting, der seit vielen Jahren die Urin-Therapie in seiner Praxis anwendet, »dann muss doch auch der Urin selber wirksam sein. Urin ist dazu noch ein Wirkstoffverbund, der stets weicher, sanfter, umfassender wirkt als eine fabrikmäßig hergestellte Arznei.«

Urin – wie eklig!

- Schnecken, Froschschenkel und Austern (die ja, wenn sie geschlürft werden, noch lebendig sind!) sind für manche Menschen wahre Delikatessen. Andere wiederum ekeln sich davor.
- Wer einmal gesehen hat, unter welchen Bedingungen Schweine, Mastkälber oder Hühner oft gehalten werden, wird nicht selten zur Vegetarierin.
- Und was ist mit Götterspeise und Gummibärchen? Beides wird aus den zerkleinerten Häuten und Knochen von Tieren hergestellt.
- Viele Medikamente schmecken wirklich ekelhaft. Die Patienten mögen sich schütteln, aber sie nehmen sie dennoch ein – schließlich wollen sie ja wieder gesund werden!

Urin hat – bei gesunder Lebensführung und richtiger Ernährung – einen eher neutralen Geruch und Geschmack. Woher kommt also der weitverbreitete Ekel vor unserer eigenen Ausscheidung? Wenn wir uns in den Finger schneiden, scheuen wir uns doch auch nicht, das ausfließende Blut abzulecken oder -saugen!

Was ist Ekel?

»Ekel: *Gefühl der Abneigung und des Widerwillens. Ekel-Gefühle werden bereits durch die Vorstellung des ekelerregenden Gegenstandes hervorgerufen.*« (Brockhaus-Enzyklopädie 1988)

Ekel hat also sehr stark mit dem Unterbewusstsein zu tun. Oft sind Ekelgefühle auf anerzogene Denkmuster zurückzuführen – z.B. auf die in der Kindheit geprägten Vorstellungen von Sauberkeit und Hygiene. Ein Kind wird überschwänglich gelobt, wenn es seine kleinen und großen Geschäfte auf dem Töpfchen oder auf der Toilette erledigt. Aber es wird ermahnt oder gar gestraft, wenn es sich mit diesen Ausscheidungen näher beschäftigt. Wie soll es diesen Widerspruch verstehen?

Den meisten Leserinnen und Lesern wird es ähnlich ergangen sein. Deshalb hat die Urin-Therapie neben dem positiven körperlichen auch noch einen ebenso positiven psychischen Effekt: Viele Menschen, die ihren Urin anwenden, empfinden schon die Befreiung vom Selbstekel als eine große lebenserleichternde Veränderung.

Die Überwindung von Vorurteilen und Ekelgefühlen ist sicherlich der schwierigste Schritt bei der Urin-Therapie. Aber es lohnt sich, diesen Schritt zu tun!

Ein Grund für Vorurteile ist sicherlich die landläufige Annahme, dass es sich bei Urin um schmutziges »Abwasser« handelt. Diese Annahme ist aber falsch! Urin wird schließlich nicht vom Darm gebildet, sondern in und von den Nieren.

Der Körper produziert Urin dadurch, dass die Nahrung im Magen und im Darm in kleine Moleküle zerlegt wird. Diese werden dann von winzigen Röhrchen in der Darmwand absorbiert und gelangen so in den Blutstrom. Das Blut zirkuliert durch den Körper und transportiert die Nahrungsmoleküle zusammen mit Abwehr- und Reglerstoffen (z.B. roten und weißen Blutkörperchen, Antikörper, Plasma, mikroskopisch kleinen Eiweißstoffe, Hormonen, Enzymen) und verteilt diese lebenserhaltenden Elemente ständig im Körper, führt jeder Zelle Nährstoffe zu und schützt so den Körper vor Krankheiten).

Dieses mit Nährstoffen angereicherte Blut wird in der Leber von Giftstoffen gereinigt, die dann vom Körper als feste Stoffe ausgeschieden werden. Schließlich gelangt dieses gereinigte Blut in die Nieren. Dort wird es durch ein komplexes Netz von winzigen Kanälen gefiltert, die man als Nephronen bezeichnet, und durch die das Blut unter großen Druck gefiltert wird. Dabei werden überflüssige Mengen an Wasser, Salzen und anderen Elementen, die der Körper zur Zeit nicht benötigt, aus dem Blut entfernt.

Diese Substanzen werden in den Nieren in Form einer gereinigten, sterilen, wässrigen Lösung, dem Primärharn, gesammelt. Viele seiner Bestandteile werden von den Nephronen resorbiert und wieder dem Blutstrom zugeführt. Der restliche Urin wird zur Blase weitergeleitet und von dort aus dem Körper ausgeschieden.

Die Nieren haben die Aufgabe, für das Gleichgewicht der verschiedenen Elemente im Blut zu sorgen. Sie filtern nicht deshalb wichtige Stoffe aus dem Blut heraus, weil diese giftig oder schlecht für den Körper sind, sondern einfach deshalb, weil der Körper ein Element in dieser bestimmten Konzentration zum Zeitpunkt der Ausscheidung gerade nicht benötigt.

Die medizinische Forschung hat entdeckt, dass viele der Blutbestandteile, die auch im Urin enthalten sind, eine enorme Heilkraft haben und dass sie, wenn sie dem Körper wieder zugeführt werden, wie kein anderer Heilstoff die Abwehrkräfte stärken und Heilprozesse in Gang setzen.

Kapitel 3
PRAKTISCHE URIN-THERAPIE

Für viele Menschen, die dadurch langwierige Leiden heilen konnten, ist die Urin-Therapie so etwas wie eine Wunderkur. TROTZDEM SOLLTEN SIE IN ERNSTEREN FÄLLEN UNBEDINGT IHRE ÄRZTIN ODER IHREN ARZT ODER AUFSUCHEN! Denn zur erfolgreichen Behandlung einer Krankheit ist eine exakte Diagnose unumgänglich. Dies ist besonders wichtig bei unklaren Symptomen.

Für leichte Erkrankungen, zur »Ersten Hilfe« bei kleineren Verletzungen und zur allgemeinen Vorbeugung allerdings ist die Urin-Therapie ideal geeignet:

- Sie ist einfach anzuwenden.
- Sie ist gut verträglich.
- Sie ist wirkungsvoll.

Die Urin-Therapie ist sehr individuell – d.h. Sie sollten bei der Anwendung immer auf sich selbst, auf Ihren eignen Körper hören. Nur dann, wenn Sie etwas als positiv empfinden, wird es auch positive Wirkungen haben. Deshalb im Folgenden ein paar Punkte, die Sie ermutigen sollen, bei der Urin-Therapie Ihren ganz eigenen Weg zu gehen:

- Bei den Dosierungsangaben für einzelne Behandlungsverfahren handelt es sich immer nur um allgemeine Richtlinien. Dauer und Häufigkeit der Anwendung sowie die Urinmenge sollten sich ganz nach Ihrem eigenen Empfinden richten.
- Manchmal empfehlen sich Unterbrechungen während der Therapie. Schließlich braucht Ihr Körper Zeit, um die Behandlungsreize verarbeiten zu können.
- Je stärker eine Behandlung wirkt (z.B. Vollbäder), desto seltener sollte sie eingesetzt werden. Je sanfter eine Behandlung wirkt,

desto häufiger kann sie angewendet werden (z.B. Nasen- und Ohrentropfen).

- Bei akuten Erkrankungen sind in der Regel kurzzeitige, häufige Behandlungen täglich angebracht. Bei chronischen Erkrankungen zeigen länger andauernde, seltenere Behandlungen (z.B. alle zwei bis drei Tage) die bessere Wirkung. Dazu der Heilpraktiker und Urin-Therapeut Hans Höting:

»Zu starke Reize zerstören den Heilungseffekt, mittelstarke Reize blockieren die Heilung, schwache Reize fachen sie an.«

Wann sollte man die Urin-Therapie *nicht* anwenden?

Im allgemeinen kann jeder Mensch jederzeit seinen eigenen Urin zur Heilung und Vorbeugung verwenden. Es gibt aber Fälle, in denen es besser ist, auf diese Therapie vorübergehend zu verzichten, z.B.

- bei der gleichzeitigen Einnahme allopathischer (von der Schulmedizin verordneter, synthetisch hergestellter) Medikamente.
- bei der gleichzeitigen Einnahme von Drogen.
- bei akuten Nieren- und Blasenerkrankungen.
- bei Strahlen- und chemotherapeutischen Behandlungen.
- bei stark erhöhtem Blutdruck.

Urin-Therapie während der Menstruation und Schwangerschaft

Da Sie nichts zu sich nehmen, was nicht ohnehin schon in Ihrem Körper ist, brauchen Sie auch während dieser Zeiten nicht auf die heilende und stärkende Wirkung des Urins zu verzichten. Gerade während der Menstruation und Schwangerschaft sind ja die Hormonkonzentrationen im Körper – und damit auch im Urin – verändert. Das bedeutet, dass der Körper durch die erneute Zuführung dieser Stoffe nur gekräftigt werden kann.

Es ist auch durchaus möglich, den Harn ohne Menstruationsblut aufzufangen: der Mittelstrahl, dessen Verwendung ohnehin empfohlen wird, ist fast frei davon. Andererseits können Sie während dieser Zeit aber auch ohne weiteres mit der Urin-Therapie, vor allem mit dem Urin-Trinken, aussetzen. Finden Sie für sich selbst heraus, was in Ihrem Fall das Beste ist.

Manche Therapeuten halten das Urin-Fasten auch während der Schwangerschaft für unbedenklich. Das Fasten ist ein sehr starker Körperreiz, von dem natürlich das ungeborene Kind ebenfalls betroffen wird. Und auch der Körper der werdenden Mutter geht durch viele Veränderungen, ist vielen neuen Anforderungen ausgesetzt. Deshalb scheint mir die Anwendungsform der Urin-Therapie während der Schwangerschaft nicht geeignet zu sein. Falls Sie die Therapie dennoch anwenden möchten, sprechen Sie vorher mit Ihrem Arzt.

Anwendungsarten der Urin-Therapie

Äußere Anwendung

Bei der äußeren Anwendung des eigenen Urins können Sie eigentlich kaum etwas falsch machen. Vorsichtig sollten Sie allerdings sein, wenn Ihr Urin Eiter enthält oder wenn Sie starke Medikamente nehmen: die Haut als unser größtes Organ nimmt alle im Urin enthaltenen Stoffe auf – und reagiert darauf. Die Reaktion kann durchaus heftig sein (etwa in Form von Hautrötungen, Juckreizen usw.). Das muss nichts Negatives sein, sondern kann bedeuten, dass ein heilsamer Reiz ausgelöst wird. Wie bei vielen anderen natürlichen Heilmitteln können auch bei der Urin-Therapie die Symptome zunächst verstärkt werden; danach tritt meistens umso sicherer eine dauerhafte Heilung ein.

Abtupfen

Dies ist die sanfteste Form der Urin-Therapie. Sie können sie im gesamten äußeren Hautbereich, aber auch für die Behandlung der Schleimhäute – z.B. in Mund und Nase – verwenden.

Wann?
Bei Hautverletzungen und Wunden aller Art, außerdem auch bei Ekzemen, Hautunreinheiten usw. Ebenfalls geeignet für die Behandlung von Beschwerden im Mund- und Nasenbereich.

Wie?
Verwenden Sie einen Wattebausch oder Mulltupfer (z.B. die »Q-Tipps«, die man auch für die Babypflege benutzt). Tauchen Sie diese in frisch aufgefangenen Urin und betupfen Sie die betroffenen Stellen mehrmals. Wiederholen Sie diese Behandlung mehrere Male am Tag. Trocknen Sie die behandelte Stelle nicht ab, sondern lassen Sie den Urin richtig einwirken.

Einreibungen

Durch Einreibungen des Körpers mit Urin erzielen Sie einen perkutanen – also von der Haut ausgehenden, nach innen wirkenden – Reiz, der sich auf den gesamten Organismus auswirkt. Wenn Sie vor der Einreibung Ihre Haut mit einer Massagebürste behandeln (»Trockenbürsten«), wirkt diese Therapie noch intensiver. Durch das Bürsten wird die Hautdurchblutung verbessert und der Körper kann also die Urineinreibung optimal verwerten. Beim Trockenbürsten sind zwei Dinge zu beachten:

1. Bürsten Sie immer in Richtung zum Herzen hin.
2. Beginnen Sie mit dem Bürsten immer an dem Punkt, der am weitesten vom Herzen entfernt ist. Also: zuerst den rechten Fuß, den rechten Unterschenkel, dann den rechten Oberschenkel bürsten.

Anschließend das linke Bein genauso behandeln, ebenso den rechten und den linken Arm. Ganz zum Schluss bürsten Sie den restlichen Körper.

Wann?

Einreibungen sind bei Wunden und bei Hauterkrankungen aller Art wirksam: z.B. bei Schnitt- und Brandwunden, Ekzemen, Neurodermitis (chronisch-entzündliche Hauterkrankung, oft durch Allergien hervorgerufen), Psoriasis (Schuppenflechte), Fußpilz, Juckreiz usw.

Wie?

Reiben Sie die betroffenen Hautstellen so oft wie möglich mit frischem oder älterem Urin ein. Gerade Wunden heilen am besten durch die Behandlung mit Urin, der bereits einige Tage alt ist.

Dazu die Apothekerin und Urin-Therapeutin Ingeborg Allmann: *»Urin kann in beliebigen Mengen in geschlossenen Behältern beliebig lange aufgehoben werden. Er wird nicht schlecht, d.h. die Bakterien haben keine Chance, sich im Harn zu vermehren, weil er stark basisch wirkt. Aus seinen stickstoffhaltigen Verbindungen entwickelt sich Ammoniak, der alle Keime abtötet.«*

Sollte der Urin – was besonders bei altem Urin der Fall sein kann – riechen, können Sie nach einer Stunde Einwirkungszeit warm duschen (dabei bitte keine Seife verwenden!). Danach reiben Sie sich mit einem Hautöl oder einer Körperlotion ein.

Bei den Einreibungen gehen Sie genauso vor, wie beim Trockenbürsten: in kreisenden Bewegungen immer zum Herzen hin massieren. Es reicht aber auch aus, nur die betroffenen Stellen einzureiben, dort, wo Sie Entzündungen, Wunden, Schmerzen usw. haben.

Am besten verwenden Sie den Morgenurin – dieser enthält die meisten Wirkstoffe. Aber natürlich können Sie auch den Urin, der während des restlichen Tages entsteht, verwenden. Dann mag die Wirkung etwas später eintreten, ist aber – und das ist gerade bei empfindlichen Personen von Bedeutung – auch sanfter.

Wenn es nötig ist, dass der Urin länger einwirkt, empfehlen sich Urin-Umschläge. Dies kann bei akuten Entzündungen der Fall sein, aber auch bei Wunden, Verbrennungen, Schmerzen usw.

Wann?
Umschläge sind geeignet bei allen Beschwerden im Hals-, Brust- und Bauchbereich, z.B. bei Mandelentzündung, Bronchitis, Husten, Asthma, nervösen Magenleiden. Aber auch bei Gelenkschmerzen, Muskelverspannungen, Rheuma, Durchblutungsstörungen und Venenentzündungen können Umschläge erfolgreich angewendet werden.

Wie?
Tränken Sie ein Mulltuch (auch frisch gewaschene Geschirrtücher oder kleinere Handtücher sind geeignet) mit Urin und legen Sie es auf die betroffene Stelle. Wenn Sie den Umschlag über Nacht einwirken lassen wollen, befestigen Sie ihn z.B. mit einer Mull- oder Elastikbinde. Beachten Sie bei der Anwendung von Umschlägen bitte Folgendes:

- Kühlende Umschläge werden bei akuten Entzündungen verwendet – hier würden wärmende Umschläge eher verschlimmernd wirken. Das heißt, dass in diesen Fällen die Umschläge öfter gewechselt werden müssen, weil sie sich durch die Körperwärme erhitzen.
- Wärmende Umschläge werden bei allen chronischen Beschwerden verwendet. Man kann die Umschläge entweder kühl auflegen und sie liegenlassen, bis sie sich durch die Körperwärme erhitzen. Man kann aber auch den Urin vorher im Wasserbad erwärmen. Dazu gibt man den Urin in einen Plastiktopf (Mixbecher o.ä.) und stellt diesen so lange in einen Topf mit kochendem Wasser, bis der Urin eine angenehme Temperatur erreicht hat. Der Urin sollte aber nie aufgekocht werden, denn dabei würden viele wertvolle Inhaltsstoffe zerstört.

Spülungen können mit reinem oder verdünntem Urin durchgeführt werden. Sie empfehlen sich vor allem für die Behandlung von Schleimhäuten.

Wann?

- Mundspülungen: bei allen entzündlichen Veränderungen im Mundbereich, bei Zahnschmerzen und nach Zahnextraktionen, sowie zur vorsorglichen Behandlung des Zahnfleisches.
- Augenspülungen: bei allen entzündlichen Veränderungen im Augenbereich, bei Gerstenkörnern, Ermüdungszuständen, Sehschwäche.
- Nasenspülungen: bei Schnupfen, Problemen der Nasennebenhöhlen, Beschwerden der oberen Atemwege.
- Vaginalspülungen: bei Ausfluss und Entzündungen, auch zur allgemeinen Kräftigung der Schleimhäute.

Wie?

Wenden Sie die Spülungen möglichst täglich an. Aber auch hier liegt es ganz bei Ihnen, wie lange Sie die Behandlung durchführen, denn sie richtet sich ja immer nach Verträglichkeit und Heilungserfolg.

- Mundspülungen: Am wirksamsten sind Spülungen mit reinem Urin. Wenn Sie den Urin verdünnen möchten, fügen Sie maximal die gleiche Menge Leitungswasser hinzu. Spülen Sie mehrmals hintereinander, lassen Sie dabei die Flüssigkeit in der Mundhöhle hin und her fließen. Danach spucken Sie sie aus. Sie können den Urin oder die Urinmischung natürlich auch herunterschlucken. Dadurch wird die heilsame Wirkung noch verstärkt.
- Augenspülungen: Besorgen Sie sich in der Apotheke eine Augenbadewanne. Stellen Sie eine Spüllösung aus einem Teil Urin und drei Teilen Wasser her (reiner Urin brennt meistens zu sehr). Nun beugen Sie sich über die Augenbadewanne und lassen Sie die Spülung erst auf das eine, dann auf das andere Auge einwirken.

Dabei sollten Sie die Augen offen behalten, aber immer wieder »mit den Wimpern klimpern«, damit der Augenbereich gut durchspült wird.

- Nasenspülungen: Nehmen Sie ein Schälchen mit frischem Urin (den Sie wenn nötig mit Wasser verdünnt haben), halten Sie Ihre Nase in die Flüssigkeit und ziehen Sie langsam soviel wie möglich davon in die Nase ein. Öffnen Sie dann den Mund und lassen Sie die Flüssigkeit wieder auslaufen. Wiederholen Sie die Spülung mehrmals.
  Diese Nasenspülungen werden häufig von indischen Yogis verwendet (»Neti«-Methode). Sie sind allerdings – ganz unabhängig vom Urin, denn oft werden die Spülungen mit Salzwasser durchgeführt – nicht jedermanns Sache. Es ist schon ein eigenes Gefühl, die Flüssigkeit über die Nase wieder zum Mund zu transportieren. Ein Versuch lohnt sich aber, weil eine solche Behandlung, besonders zur Linderung von und zur Vorbeugung gegen Erkältungskrankheiten, sehr wirksam ist.
- Vaginalspülungen: Dazu geben Sie frischen Urin in einen Plastikbecher und lassen die Flüssigkeit langsam über den Vaginalbereich rinnen. Am bequemsten lässt sich eine solche Spülung auf der Toilette durchführen.

Sitzbäder

Sitzbäder wirken sehr intensiv auf den Urogenitalbereich ein.
Wann?
Bei vaginalen Infekten, Pilzbefall, Hämorrhoiden.

Vollbäder

Vollbäder mit Urin-Zusatz bedeuten einen starken Heilreiz. Sie sollten deshalb nicht häufiger als ein bis zwei Mal wöchentlich angewendet werden.

Wann?
Bei Rheuma, Rückenschmerzen, Ekzemen.

Wie?
Geben Sie mindestens einen Liter Eigenurin, den Sie während des Tages aufgefangen haben, ins Badewasser.

Tropfen

Mit Tropfen kann man sehr gezielt Wirkungen erreichen, vor allem im Augen-, Ohren- und Nasenbereich. Besorgen Sie sich in der Apotheke ein Pipettenfläschchen, in das Sie die Tropfen abfüllen können.

Wann?
- Augentropfen: bei schmerzenden, brennenden und müden Augen und bei Sehschwäche; außerdem bei Bindehautentzündungen und Gerstenkörnern.
- Ohrentropfen: bei Ohrenschmerzen und -entzündungen.
- Nasentropfen: bei Schnupfen, trockenen Nasenschleimhäuten, Stirnhöhlenentzündungen und Störungen des Geruchsinnes.

Wie?
- Augentropfen: Verwenden Sie für Augentropfen den Morgenurin und verdünnen Sie ihn mit der fünffachen Menge abgekochten Wassers – so vermeiden Sie unangenehmes Brennen. Setzen Sie die Lösung vor jeder Anwendung neu an. Spülen Sie nach jedem Gebrauch die Pipettenflasche gut aus. Mehrmals täglich etwas von der angesetzten Lösung in die Augenwinkel träufeln, dann die Augen kurz zukneifen und mehrmals schließen und öffnen.
- Ohrentropfen: Träufeln Sie den Urin am besten körperwarm ins Ohr. Andernfalls erwärmen Sie ihn vor der Anwendung im Wasserbad. Nach dem Einträufeln das Ohr mit einem ölgetränkten Wattebausch (dazu können Sie durchaus das Olivenöl verwenden,

das Sie auch zum Kochen benutzen) verschließen – das Öl verhindert, dass der Urin von der Watte aufgesogen wird.
- Nasentropfen: Verwenden Sie frischen, möglichst körperwarmen Urin, den Sie mit der Pipette in die Nase einträufeln.

Inhalationen

Inhalationen (Dampfbäder) wirken besonders stark auf die Atemwege, aber auch auf die Haut ein.

Wann?
Bei Erkältungskrankheiten und Infektionen der Atemwege. Ebenfalls geeignet zur Behandlung von Akne, Mitessern und unreiner Haut.

Wie?
Übergießen Sie eine Handvoll (oder zwei Teebeutel) Kamillentee in einer Schüssel mit kochendem Wasser. Geben Sie beliebig viel frischen Urin dazu. Beugen Sie sich über die dampfende Flüssigkeit und atmen Sie tief. Umhüllen Sie dabei Kopf und Schüssel mit einem Handtuch, damit möglichst wenig Dampf entweichen kann.

Einläufe

Einläufe (Klistiere) sind eine – wenn auch nicht so wirksame – Alternative zum Urin-Trinken. Der Urin wird direkt von den Darmschleimhäuten aufgenommen und an den Organismus weitergegeben.

Wann?
Bei Blähungen, Verstopfung, Kolitis (krampfartige Zustände des Darms), aber auch zur unterstützenden Behandlung von Erkrankungen der Leber, der Bauchspeicheldrüse, der Galle und des Magens; außerdem zur allgemeinen Stärkung des Immunsystems.

Wie?
Die einfachste Art, einen Einlauf anzuwenden, ist, mit einer Art Pumpe, die Sie in der Apotheke erhalten, die Flüssigkeit in den Darm zu spritzen. Füllen Sie etwa fünf bis zehn Milliliter Urin in den Behälter und geben Sie eventuell warmes Wasser dazu. Legen Sie sich bequem auf den Rücken und lagern Sie die Beine hoch. Nun führen Sie die Pumpe in den After ein. Seien Sie dabei ganz entspannt – es tut nicht weh und ist nicht einmal unangenehm. Nachdem die Flüssigkeit in den Darmkanal eingeflossen ist, legen Sie sich zunächst auf die linke Seite, dann wieder auf den Rücken, schließlich auf die rechte Seite. Sie führen gewissermaßen eine Rollkur durch, damit der Darm gut durchspült wird.

Nach dem Einlauf werden Sie meistens sehr bald den Drang verspüren, zur Toilette zu gehen, um den Darm zu entleeren. Versuchen Sie trotzdem, die Einlaufflüssigkeit so lange wie möglich bei sich zu behalten, damit der Urin gut einwirken kann.

Innere Anwendungen

Urin-Trinken

Mit der äußeren Anwendung der Urin-Therapie (abgesehen von den Einläufen) haben Sie sich inzwischen vertraut gemacht. Dabei haben Sie sicherlich feststellen können, dass überhaupt nichts Unangenehmes oder gar Ekliges daran ist. Im Gegenteil: der Eigenurin eines gesunden Menschen ist eine der saubersten und unbedenklichsten Substanzen, die es gibt.

Ist es daher verwunderlich, dass dieser Stoff, »das Wasser des Lebens«, »die goldene Fontäne«, »der ganz besondere Saft«, seit Jahrtausenden auch innerlich angewendet, also getrunken wird?

Hier nun einige Tipps, mit denen Sie sich das Urin-Trinken erleichtern können:

- Trinken Sie pro Tag mindestens zwei bis drei Liter – Kräutertee, stilles Mineralwasser mit niedrigem Salzgehalt usw. Dadurch ist der Urin weniger konzentriert.
- Obwohl für ein kurmäßiges Urin-Trinken der Morgenurin empfohlen wird, können Sie zunächst einmal mit dem Trinken des Tagesurins beginnen. So gewöhnen Sie sich leichter an den Geschmack.
- Sie können den Urin auch mit Wasser oder Kräutertee verdünnen und dann den Urin-Anteil langsam steigern.

Urin-Trinken beginnt im Kopf. Das heißt: um den anerzogenen Ekel zu überwinden, sollten Sie sich klarmachen, dass Urin eine überaus wertvolle körpereigene Substanz ist. Viele Heilwässer, die in Kliniken und Sanatorien verabreicht werden, sind wesentlich ekliger in Geruch und Geschmack.

Nehmen Sie ein schönes Glas für diesen Zweck. Warum nicht einen Sektkelch oder einen schön geschliffenen Römer für diesen »ganz besonderen Saft« verwenden?

Und so wird's gemacht!

Wenn Sie sich für eine Trinkkur entscheiden, sollten Sie folgendes beachten:

- Sehr wichtig ist es, dass Sie regelmäßig – also täglich – trinken. Nur dann kann Ihnen eine Kur wirklich helfen. Dazu der Heilpraktiker und Urin-Therapeut Hans Höting: *»Nur Regelmäßigkeit schafft Gründlichkeit. Entweder richtig oder gar nicht!«*
- Die Mindestdauer der Kur sollte zwei Wochen betragen. Sie können sie aber auch auf vier bis sechs Wochen ausdehnen. Richten Sie sich hier ganz nach Ihrem eigenen Gefühl.
- Danach sollten Sie für ein bis zwei Monate pausieren. So hat Ihr Körper die Möglichkeit, die während der Kur aufgenommenen Reize in Ruhe zu verarbeiten. Es heißt ja nicht umsonst, dass die »Nachkur« ebenso wichtig ist wie die Kur selbst!

- Sie können entweder nur den Morgenurin – der ja am reichhaltigsten an wertvollen Inhaltsstoffen ist – trinken. Oder: Sie können den gesamten Tagesurin zu sich nehmen. Auch das richtet sich nach Ihren ganz individuellen Bedürfnissen. Beim Trinken des Tagesurins ist der von einer Stunde nach dem Essen am meisten zu empfehlen.
- Verwendet wird immer der Mittelstrahl. So wird verhindert, dass eventuell im Harnleiter befindliche Bakterien wieder in den Körper gelangen. Lassen Sie also zunächst etwas Urin in die Toilette fließen, unterbrechen Sie dann den Harndrang durch bewusstes Zusammenziehen des Beckenbodens und fangen Sie danach den restlichen Urin auf. Das mag sich kompliziert anhören, ist aber im Grunde ganz einfach, wie Sie feststellen werden.
- Wenn Sie den Uringeschmack als unangenehm empfinden, spülen Sie den Mund nach dem Trinken mit Wasser (dem Sie eventuell ein paar Tropfen Mundwasser beifügen) oder Kräutertee aus. Dazu noch einmal Hans Höting: *»Je länger Sie den eigenen Urin trinken, desto angenehmer schmeckt er. Vor allen Dingen gilt dies dann, wenn Sie zwischendurch wieder für ausreichenden Flüssigkeitsnachschub sorgen. Das ist wichtig! Irgendwann fängt der Urin an, ganz klar zu werden und wie frisches Quellwasser zu schmecken.«*

Urinfasten

Fasten ist nicht nur für den Körper, sondern auch für die Seele eine heilsame Erfahrung. Dies ist eine Tatsache, die in allen Religionen bekannt ist. Wer einmal ein paar Tage (oder länger) gefastet hat, wird dies bestätigen können.

Es ist auch nicht so, dass der Körper durch die mangelnde Nahrungszufuhr weniger leistungsfähig wäre! Meistens ist sogar das Gegenteil der Fall.

Wichtig beim Fasten ist:

- vor allem eine positive Einstellung, Sie sollten diese Zeit nicht als »Strafe« ansehen, sondern als Chance, sich selbst etwas Gutes zu tun;

- die Zufuhr von ausreichenden Mengen an Flüssigkeit, damit alle Schlackenstoffe ausgespült werden können. Dadurch lässt sich auch das in den ersten Fastentagen oft auftretende Hungergefühl lindern. Übrigens tragen gerade die wertvollen Inhaltsstoffe des Urins dazu bei, das Hungergefühl zu dämpfen.

Wenn Sie während dieser Zeit Ihren eigenen Urin trinken, können Sie die Fastenwirkung noch ausweiten. Denn durch die Einnahme des Urins werden gleichzeitig auch alle gesundheitlichen Probleme »angesprochen«. Der Organismus konzentriert sich, statt mit der Verdauung der Nahrung ausgelastet zu sein, darauf, mit dieser körpereigenen Substanz heilende Kräfte dorthin zu lenken, wo sie nötig sind (oft, ohne dass wir dies bereits bemerkt haben – etwa in Form einer akuten Erkrankung). Das Urinfasten ist also als eine Art »Wartungsdienst« zu begreifen, der Sie wieder fit und frisch macht – ohne Tropfen und Pillen!

Mögliche Körperreaktionen auf das Urinfasten
Das Fasten an sich ist ein Reiz, der sehr intensiv auf den gesamten Organismus wirkt. Dabei können sich vorübergehend Körperreaktionen einstellen, die durch die Einnahme von Urin noch verstärkt werden können, z.B.

- intensivere Körperausdünstung
- belegte Zunge
- Mundgeruch
- Aufstoßen
- Durchfälle
- Jucken, Spannen oder Brennen der Haut
- Kältegefühl
- Aufbrechen alter Hauterkrankungen
- Erhöhung der Harnsäurewerte.

Diese – zugegebenermaßen manchmal recht unangenehmen – Zustände sind aber eine durchaus positive Reaktion des Körpers: Sie können daran ablesen, dass Ihr Organismus auf die Kur reagiert. Nach dem Fasten werden Sie sich umso besser – wie »neugeboren« – fühlen.

Und so wird's gemacht!
Nicht nur die richtige Durchführung der Fastenzeit ist wichtig, sondern auch die Vorbereitung darauf und vor allem das Fastenbrechen.

- Vorbereitung: Essen Sie wenigstens einen Tag vor der Fastenkur nur Rohkost oder Obst. So stimmen Sie den Organismus auf die Fastentage ein. Außerdem wird auch dadurch der Urin während der Fastenkur besser schmecken. Versuchen Sie außerdem, vor der Fastenzeit so viele Medikamente wie möglich abzusetzen. Besprechen Sie diese Maßnahme aber unbedingt mit Ihrem Arzt – so können z.B. Diabetiker und Herzkranke nicht auf lebensnotwendige Arzneimittel verzichten. Aber vielleicht ist auch hier eine – zumindest zeitweilige – Reduzierung oder eine Umstellung auf Naturheilmittel möglich.
- Fastenzeit: Trinken Sie soviel Kräutertee und/oder stilles, salzarmes Mineralwasser wie möglich. Gönnen Sie sich Ruhe, sorgen Sie dabei aber für ausreichend Bewegung an der frischen Luft. Wenn Sie Magen- oder Darmbeschwerden haben, legen Sie eine Wärmflasche auf. Wenn verstärkt Durchfall auftritt, verzichten Sie einen Tag lang auf das Urin-Trinken.

Die Fastenkur kann unterstützt werden durch Ganzkörpereinreibungen mit frischem Urin. Verwenden Sie auch zum Trinken nur den frischen Urin. Trinken Sie so viel, wie Sie mögen. Auch hier wird Ihnen wieder Ihr eigener Körper sagen, welche Menge Sie benötigen und das kann eine Bandbreite sein zwischen einem Gläschen Morgenurin und der gesamten Tagesmenge.

Etwa am dritten oder vierten Fastentag beginnt der Körper, die Schlacken zu lösen und auszustoßen. In dieser Zeit kann der Urin ziemlich unangenehm riechen und schmecken. Nötigenfalls verdünnen Sie ihn mit Wasser, Tee oder Saft.

Fastenbrechen
»Jeder Narr kann fasten – aber nur der Weise kann das Fasten richtig brechen«, heißt es.

Nehmen Sie also nicht sofort nach der Fastenkur Ihre normalen Ernährungsgewohnheiten wieder auf. Essen Sie als erste Mahlzeit nach der Fastenkur am besten einen reifen Apfel, den Sie eventuell vorher kurz dünsten. Im weiteren Tagesverlauf können eine leichte Gemüsesuppe, ein Knäckebrot, ein Joghurt folgen.

Das Fastenbrechen sollte etwa ein Drittel der Fastenzeit betragen. Wenn Sie also drei Wochen gefastet haben, sollten Sie eine weitere Woche als sogenannte »Aufbauzeit« einplanen, in der Sie sich langsam wieder auf die Normalkost einstellen. Während dieser Zeit können Sie außerdem soviel Eigenurin trinken, wie Sie mögen.

Weitere Anwendungsmöglichkeiten der Urin-Therapie

Es gibt viele Menschen, die der Urin-Therapie zwar positiv gegenüberstehen, sich aber nicht zum Urin-Trinken entschließen können. In diesem Fall empfiehlt sich – neben der äußeren Anwendung – auch die Injektion von Eigenurin.

Injektionen

Injektionen dienen nicht nur der Vorbeugung und der allgemeinen Kräftigung – auch viele Erkrankungen können dadurch wirksam behandelt werden.

Eigenurin-Injektionen sollten grundsätzlich nur vom Arzt oder Heilpraktiker durchgeführt werden. Das hat mehrere Gründe:

- Als erstes muss eine exakte Diagnose gestellt werden, nach der sich die Dauer, Häufigkeit und Dosierung der Behandlung richtet.

- Vor dem Injizieren muss der Urin labortechnisch auf seine Eignung für eine Therapie untersucht werden.
- Der Urin muss vor dem Injizieren sterilisiert werden.

Die Einspritzung erfolgt entweder
- in einen Muskel (meistens im Bauch – oder Gesäßbereich); oder
- unter die Haut (entweder dort, wo akute Beschwerden auftreten oder in organspezifischen Reaktionsbereichen, also an Stellen, die direkt auf die betroffenen Organe zurückwirken).

Die Einspritzung von Eigenurin wird neben der allgemeinen Konstitutionsstärkung vorwiegend verwendet zur Behandlung von Diabetes, Allergien, Asthma, Harnwegsinfektionen, Unregelmäßigkeiten bei der Menstruation, klimakterischen Beschwerden usw.

Homöopathisierung des Eigenurins

Bei jeder Art der Eigenurinanwendung kommt die sogenannte »Nosodentherapie« zum Einsatz. Worum handelt es sich dabei? Nosoden sind – laut Brockhaus-Enzyklopädie – »aus erkrankten Körpergeweben hergestellte, in höherer Potenzierung zur Behandlung der gleichen Krankheit verwendete Arzneimittel«. Solche Mittel finden vor allem in der Homöopathie Verwendung, in der ja bekanntlich der Grundsatz gilt, dass »Gleiches mit Gleichem« behandelt werden sollte.

Das Wort »Nosode« kommt aus dem Griechischen: »nosos« bedeutet Krankheit. Als Heilmittel bei der Nosodentherapie werden, ähnlich wie bei einer Impfung, Krankheitsstoffe eingesetzt, z.B. Blut, Nasensekrete oder eben Urin. Die Nosodentherapie kann den Körper auf natürliche Weise dabei unterstützen, selbst – also ohne Hilfsmittel der synthetischen Pharmazie – mit seinen Erkrankungen fertig zu werden.

Durch das eigene Abwehrsystem entwickelt der Körper eigene

und geeignete Gegenmittel bei akuten Krankheitsprozessen. Diese Gegenmittel sind in vielfältiger Weise im Eigenurin enthalten. Wenn diese wieder in den Körper zurückgelangen, stehen dem Organismus wichtige Abwehrstoffe gegen Erkrankungen zur Verfügung.

Die Homöopathie arbeitet – wie gesagt – nach dem Prinzip, dass »Gleiches mit Gleichem« behandelt wird. Dabei werden auch Gifte (z.B. Extrakte aus stark wirkenden Giftpflanzen Wie Tollkirsche, Zaunrübe usw.) und Krankheitsstoffe verabreicht. Allerdings geschieht dies nicht in reiner, sondern in »potenzierter« Form.

Potenzieren heißt: verstärken. Die Homöopathie verstärkt die Wirkstoffe, so paradox das klingen mag, durch Verdünnung. Und noch ein Paradoxon: je mehr ein Wirkstoff potenziert, also verdünnt wird, desto stärker wirkt er!

Dieses Verfahren können Sie auch bei der Urin-Therapie anwenden:

- Geben Sie einen Teelöffel Urin und neun Teelöffel Wasser in ein Fläschchen. Verschließen Sie es und schütteln Sie es zehnmal.
- Entnehmen Sie neun Teelöffel dieser Mischung und schütten sie fort.
- Geben Sie erneut neun Teelöffel Wasser in das Fläschchen und schütteln Sie es wieder zehnmal.
- Wenn Sie diesen Vorgang sechsmal wiederholt haben, erhalten Sie eine »D6«-Potenzierung des Eigenurins – also eine überaus wirksame homöopathische Form des Eigenurins.
- Von dieser Mischung nehmen Sie täglich dreimal 25 Tropfen – solange es nötig und angenehm ist. Auch hier muss wieder Ihr eigener Körper die Entscheidung treffen.

Harndiagnose

Wenn Sie zu einer ärztlichen Untersuchung gehen, wird in den meisten Fällen außer dem Blut auch der Urin untersucht. Urin zeigt nämlich sehr deutlich die Krankheiten eines Menschen auf! Auch Sie selbst können wichtige Aufschlüsse aus der Beschaffenheit des Urins erhalten.

Feststellung des pH-Wertes

Gerade beim Urin-Trinken und Urinfasten ist das Gleichgewicht zwischen den körpereigenen Säuren und Basen sehr wichtig. Dieses Gleichgewicht drückt sich im sogenannten pH-Wert aus. Der pH-Wert des Urins sollte zwischen 5 und 7 liegen, morgens um 5, ab mittags bis über 7. Im Kapitel über die Ernährung während einer Urin-Therapie finden Sie Hinweise, welche Nahrungsmittel Sie im Fall einer Übersäuerung des Körpers vorwiegend einsetzen sollten.

Und so testen Sie den pH-Wert Ihres Urins:

In der Apotheke erhalten Sie sogenannte »Indikatorpapiere«. Diesen liegt nicht nur eine Gebrauchsanweisung bei, sondern vor allem auch eine Farbskala. Tauchen Sie den Teststreifen kurz in frisch gelassenen Urin und vergleichen Sie den Streifen mit der Farbskala. So können Sie den genauen pH-Wert des Urins feststellen.

So stellen Sie Ihre eigene Harndiagnose

Das Verfahren der Harnschau ist seit Jahrtausenden in fast allen Kulturbereichen als diagnostisches Hilfsmittel verwendet worden. Denn, so der Heilpraktiker und Urin-Therapeut Hans Höting: »Eigenharn ist der Spiegel der pathologischen Situation des Erkrankten.«

Die Beschaffenheit des Urins kann auch dem Laien eine Reihe von Hinweisen auf seinen Gesundheitszustand geben:

- Normaler Harn ist klar und (durch die Gallenfarbstoffe) gelblich gefärbt.
- Bakterien, Eiter und andere organische Schlacken können den Urin eintrüben. Das ist z.B. bei Fieber, Entzündungen der Harnwege und erhöhten Blutzuckerwerten der Fall.
- Wenn Sie Ihren Urin eine Weile stehen lassen, kommt es leicht zu wölkchenförmigen Trübungen durch das sogenannte Harn-Mukoid. Dabei handelt es sich um ein Netzwerk von Schleimfäden, das im Urin schwebt und das eine ganz normale, also nicht krankheitsbedingte Erscheinung ist.
- Gesunder Harn ist frei von Zucker – er schmeckt eher salzig. Süß schmeckender Urin ist in den allermeisten Fällen ein Hinweis auf eine Zuckerkrankheit.
- Gesunder Urin ist mehr oder weniger geruchlos. Voraussetzung ist, dass die Möglichkeit besteht, den Urin bei Harndrang baldmöglichst abzusetzen. Sie werden selbst schon festgestellt haben, dass Ihr Urin nicht nur eine stärkere Färbung und eine weniger flüssige Konsistenz, sondern auch einen strengeren Geruch hat, wenn Sie ihn längere Zeit zurückhalten mussten.

Der Heilpraktiker und Urin-Therapeut Hans Höting hat ein System der modernen Harnschau entwickelt, das auch dem Laien zugänglich ist:

- Geben Sie frischen Urin in ein Glas und lassen Sie diesen eine Zeitlang (eine Viertelstunde bis zu mehrere Stunden) stehen. Dann beobachten Sie eventuelle Veränderungen.
- Während dieser Zeit können im Uringlas die unterschiedlichsten Veränderungen auftreten: Verfärbungen, Trübungen, Schaumbildung, Wolken, Fäden, Beläge, Ablagerungen, Blasen.
- Hans Höting ist der Meinung, dass sich daran Erkrankungen der verschiedensten Bereiche ablesen lassen. Er geht dabei von einer Dreiteilung des Menschen aus, die man auch im Uringlas erkennen kann. So sieht man

  1. im oberen Drittel, wie es um den Geist des Menschen bestellt ist

2. im mittleren Drittel Phänomene des körperlichen Zustands
3. im unteren Drittel alles, was mit der Seele des Menschen zu tun hat.

Ob man dieser Dreiteilung folgen möchte, ist sicherlich eine Frage der persönlichen Einstellung.

Auf jeden Fall ist es eine spannende Sache, wenn man den »besonderen Saft« nicht einfach im Abfluss verschwinden lässt, sondern beobachtet, was es dort an chemisch-biologischen Abläufen gibt.

Es gibt verschiedene Anzeichen, aus denen man Rückschlüsse auf eventuelle Erkrankungen ziehen kann:

- Staubartiger Bodensatz: Hinweis auf mögliche Schleimhautschwächen, vor allem im Atmungsbereich (eventuell allergisch bedingt).
- Gelbliche Brösel (die sich mitunter erst nach einem Tag bilden): Hinweis auf mögliche Pilzerkrankungen.
- Blasenbildung, vor allem im mittleren Bereich des Uringlases: Hinweis auf mögliche Durchblutungsstörungen.
- Gelblich-bräunliche Färbung, vor allem im unteren Bereich des Uringlases: Hinweis auf mögliche Lebererkrankungen.

Dies sind einige Hinweise des Heilpraktikers Hans Höting, mit denen man eine eigene Diagnose versuchen kann. Sie sollten allerdings nicht die ärztliche Diagnose ersetzen!

Viel wichtiger als die eigene Diagnostizierung akuter Krankheiten auf dem Wege der Harnuntersuchung oder »Harnschau« ist die Tatsache, dass man bei der Beobachtung des eigenen Urins sehr augenfällig erkennen kann, wie Lebensumstände und -gewohnheiten auf unseren Organismus einwirken. Der Urin bietet da ein sehr genaues Spiegelbild.

Deshalb ist es auch für jeden Menschen, der sich für die Urin-Therapie interessiert und sie bei sich selbst anwendet, eine nicht nur spannende, sondern auch aufschlussreiche Erfahrung, wie sich die Beschaffenheit des Urins verändern kann, z.B.

- im Laufe des Tages
- in gesunden und kranken Zeiten
- in Zeiten der Ruhe und unter Stressbelastung
- bei unterschiedlicher Ernährung.

Kapitel 4
ERNÄHRUNG WÄHREND DER URIN-THERAPIE

»Der Mensch ist, was er isst«, heißt es. Der Urin ist ein genaues Spiegelbild der Vorgänge und Zustände im Organismus. Es liegt auf der Hand: je gesünder die Ernährung ist, desto heilsamer ist auch der Urin. Allerdings tun wir – oft unbewusst – eine ganze Menge, um unserem Körper seine Arbeit zu erschweren. Wir trinken zu wenig und essen zu viel (und zu falsch). So haben wir meistens auch zu wenig frische Luft und Bewegung.

Wer sich zu einer Urin-Therapie entschließt, wird auch keine Schwierigkeiten haben, diese durch eine entsprechende Nahrung zu unterstützen. In den meisten Fällen wird nicht einmal ein radikaler Bruch mit alten Ernährungsgewohnheiten notwendig sein, sondern nur ein bisschen mehr Bewusstsein und Nachdenklichkeit bei der Auswahl und Zusammenstellung der Nahrungsmittel.

Werden Sie nicht sauer!

Unsere Nahrung reguliert unter anderem auch den pH-Wert des Urins. Sie kann uns also »sauer« machen – und das nicht nur im übertragenen Sinn. Dazu der Heilpraktiker und Urin-Therapeut Hans Höting: »Wo Säure ist, ist Verhärtung. Säure ist aggressiv. Wer einmal einen Gichtanfall durch Harnsäure hatte, weiß darüber zu berichten. Sie sollten versuchen, über die Ernährung die Säurevalenzen des Körpers soweit wie möglich abzusenken. Je basischer Ihr Urin wird, desto besser funktioniert die Ausscheidung.« Ein übersäuerter Organismus ist anfälliger für Krankheiten. Außerdem bekommt der Urin dadurch einen unangenehmen Geschmack.

Der optimale pH-Wert des Urins, also das richtige Säure-Basen-Gleichgewicht, liegt bei 7,4.

Testen Sie Ihre Ernährungsgewohnheiten

Sie schaffen wichtige Voraussetzungen für eine erfolgreiche Urin-Therapie, wenn Sie Ihre Ernährungsgewohnheiten einmal kritisch unter die Lupe nehmen:

- Essen Sie öfter als dreimal in der Woche Fleisch oder Fisch?
- Essen Sie vorwiegend Tiefkühl- oder Konservengemüse?
- Essen Sie häufig zuckerhaltige Süßigkeiten oder Backwaren?
- Essen Sie vorwiegend Brot und Gebäck aus Weißmehl?
- Verwenden Sie reichlich Salz zum Würzen Ihrer Mahlzeiten?
- Trinken Sie mehr als drei Tassen Kaffee täglich?
- Trinken Sie häufig hochprozentigen Alkohol?
- Rauchen Sie?

Wenn Sie diese Fragen überwiegend mit »ja« beantwortet haben, sollten Sie sich Gedanken darüber machen, ob nicht eine Umstellung Ihrer Ernährungsgewohnheiten möglich wäre.

So einfach ist eine richtige Ernährung

Keine Sorge: eine ausgewogene Kost hat nichts mit Verzicht oder Askese zu tun! Sie ist mindestens ebenso wohlschmeckend wie das gewohnte Essen und versorgt darüber hinaus den Körper mit allen lebensnotwendigen »Betriebsstoffen«. Es sind auch keine komplizierten Diätpläne nötig. Sie brauchen bei der Zusammenstellung Ihrer Ernährung nur einige ganz elementare Grundsätze zu beachten:

Fleisch

Wenn Sie gerne Fleisch essen, brauchen Sie durchaus nicht auf den gewohnten Genuss zu verzichten. Aber mehr als drei Fleischmahlzeiten in der Woche sollten es nicht sein – das Angebot an tierischem Eiweiß ist sonst unbekömmlich für den Organismus. Verwenden Sie möglichst Lamm-, Rind- und Geflügelfleisch von Tieren, die artgerecht aufgezogen wurden. Schweinefleisch sollte nur selten im Speiseplan auftauchen.

Gemüse

Gemüse liefert dem Körper die nötigen Ballaststoffe, die er für den Verdauungsprozess, u.a. aber auch zum Erzeugen des Sättigungsgefühls benötigt. Je weniger das Gemüse behandelt wird, desto mehr wertvolle Inhaltsstoffe enthält es! Deshalb sollten Sie möglichst vorwiegend frisches Gemüse (also nicht aus Konserven oder aus der Tiefkühltruhe) verwenden. Garen Sie das Gemüse so kurz wie möglich, dabei behält es dann auch den »Biss«. Besonders empfehlenswert ist Rohkost, sowohl als Vorspeise, aber auch als Haupt- und Zwischenmahlzeit. Wenn möglich, sollten Sie das Gemüse im Bioladen oder bei einem Bauern einkaufen, der ökologisch wirtschaftet.

Obst

Siehe »Gemüse«.

Getreide

Bei Brot- und Backwaren sind Vollkornprodukte vorzuziehen, denn dem Weißmehl wurde ein Großteil der wertvollen Inhaltsstoffe entzogen. Auch bei Reis und Teigwaren sind die naturbelassenen Produkte wesentlich vitalstoffreicher und schmecken besser. Darüber hinaus gibt es viele Getreidegerichte, die nicht nur für die Gesundheit, sondern auch für den Feinschmeckergaumen eine Bereicherung sind – z.B. aus Gerste, Roggen, Hafer, Buchweizen, Grünkern usw. Inzwischen sind viele hervorragende Kochbücher zu diesem Thema erhältlich, und Getreidegerichte gibt es nicht nur in vegetarischen Restaurants, sondern auch in vielen anderen erstklassigen Lokalen. Ein Versuch lohnt auf jeden Fall!

Zucker

Als vielgepriesener Energiespender kann Zucker nur in seiner unraffinierten Form dienen – also nicht als die weiße Substanz, die wir gewöhnlich verwenden. Rohrzucker z.B. hat einen stärkeren Eigengeschmack, ist also zum Süßen von Tee und Kaffee nicht unbedingt jedermanns Sache, verleiht aber vielen Süßspeisen ein besonderes Aroma. Auch Honig empfiehlt sich zum Süßen von Speisen und Getränken – nicht nur wegen des angenehmen Geschmacks, sondern auch, weil Honig eine ideale Kombination gesundheitsfördernder Substanzen enthält.

Salz

Der menschliche Körper braucht Salz, um die chemischen und biologischen Prozesse aufrechtzuerhalten. Viele Nahrungsmittel enthalten natürliche Salze, die bereits einen großen Teil des Bedarfs decken. Trotzdem nehmen viele Menschen wesentlich mehr Salz zu sich, als dem Organismus nötig und dienlich ist. Salz bindet Wasser, das heißt: die Nierenfunktion wird beeinträchtigt, der Körper wird nicht ausreichend »durchspült«, es kommt zu Wasseransammlungen und damit zu Übergewicht. Auch mit wenig Salz muss das Essen nicht »fade« sein – versuchen Sie es anstelle von Salz einmal mit frischen oder getrockneten Kräutern!

Getränke

Der maßvolle Genuss von Wein und Bier kann durchaus positiv für den Organismus sein. Aber auch hier gilt der Satz: Auf die Dosis kommt es an, ob ein Stoff als Heilmittel oder als Gift wirkt!

Wenn Sie sich an diese wenigen Hinweise halten, können Sie in Ihrer Ernährung eigentlich nichts falsch machen. Essen Sie mit Genuss und lassen Sie sich Zeit dabei – nur so werden die Inhaltsstoffe der Nahrung optimal verwertet. Und: Sie sollten Ihre »guten«

Eßgewohnheiten möglichst auch dann beibehalten, wenn Sie gerade keine Urin-Therapie durchführen. Eine gesunde Ernährung ist immer ein Gewinn für Ihr Wohlbefinden! Unsere Lebensmittel sollten unsere Heilmittel sein – das wusste schon der griechische Arzt Hippokrates.

Ohne Wasser läuft nichts!

Ausgerechnet in modernen, hochzivilisierten Ländern leiden viele Menschen unter Wassermangel. Das mag paradox klingen – schließlich steht uns im Gegensatz zu anderen Ländern Wasser in Hülle und Fülle zur Verfügung. Trotzdem ist es eine Tatsache: die meisten Menschen trinken zuwenig!

Dadurch

- wird das Blut eingedickt, kann also die Nährstoffe nicht mehr optimal transportieren;
- beginnen die Zellen zu schrumpfen, was nach außen hin z.B. durch eine trockene, faltige Haut sichtbar wird;
- stellen sich als erste Folgen Müdigkeit und eine verminderte Leistungsfähigkeit ein.

Der menschliche Körper benötigt am Tag die Zufuhr von etwa zwei bis drei Litern Flüssigkeit. Einiges davon ist natürlich schon in unseren Nahrungsmitteln enthalten (Obst, Gemüse, Suppen usw.), doch das reicht bei weitem nicht aus! Gerade bei der Urin-Therapie zeigt sich dies sehr deutlich: Bei Menschen, die zuwenig trinken, schmeckt und riecht der Urin eher streng.

Getränkekarte für Ihre Gesundheit

- Obst- und Gemüsesäfte (möglichst aus dem Reformhaus – dort sind die Säfte nicht so übersalzen oder mit zuviel Zucker versetzt wie viele der im »normalen« Handel erhältlichen Produkte)
- Kräutertees (probieren Sie aus, welche der zahlreichen Tees Ihnen am besten bekommen – manche Tees geben nämlich dem Urin einen bitteren Geschmack)
- Mineralwasser (dies sollte möglichst salzarm sein, denn über die Nahrung nehmen wir meistens schon mehr als genug Salz auf. Es sollten möglichst »stilles« Wasser sein – das in sprudelnden Wässern enthaltene Kohlendioxyd führt leicht zu einer Übersäuerung des Körpers)

Sie können auch einfach Leitungswasser trinken. Dieses enthält zwar keine besonderen Wirkstoffe, aber auch nichts, was Ihnen schaden könnte.

Kapitel 5
WECHSELWIRKUNGEN MIT ARZNEIMITTELN UND KÖRPERLICHE REAKTIONEN AUF DIE URIN-THERAPIE

Wie vertragen sich Arzneimittel mit der Urin-Therapie?

Die meisten Medikamente werden über die Niere ausgeschieden. Zwar findet in der Regel im Organismus ein Abbauprozess statt, aber es ist nicht sicher, ob wirklich die gesamte wirksame Substanz eines Medikaments abgebaut wird – und wenn ja, welche Wirkungen diese Abbauprodukte eventuell noch entwickeln können. Deshalb ist es sicherlich ratsam, eine Urin-Therapie erst dann zu beginnen, nachdem man die Medikamente bereits abgesetzt hat. Aber dies wird nicht immer möglich sein – es gibt ja viele Menschen, die ständig Arzneimittel zu sich nehmen müssen. Deshalb dazu die Meinungen zweier erfahrener Urin-Therapeut/innen:

»Ein Patient, der auf Medikamente angewiesen ist, sollte mit geringen Trinkmengen Eigenharn anfangen und sich möglichst mit dem Harn gesunder Familienangehöriger oder Freunde einreiben. Den Urinkonsum sollte er erst dann steigern, wenn die Arzneigaben reduziert werden konnten. Tees, Kräuterextrakte und homöopathische Mittel dürfen während der Eigenharn-Therapie ruhig eingenommen werden, ebenso die Ergänzungsstoffe Mineralien und Vitamine. Allerdings möchte ich von künstlich hergestellten Vitaminen abraten.«

Ingeborg Allmann, Apothekerin

»Mitunter darf ein Patient bestimmte Medikamente nicht absetzen. In diesem Fall muss man sich darüber im Klaren sein, dass insbesondere das Trinken von Urin unter Umständen eine Wirkungsverstärkung von Medikamenten verursacht. Schließlich wird das Medikament im Körper abgebaut, oder es bildet einen Wirkstoffspiegel im Körper, dessen Überhang ausgeschieden wird. Rückstände dieses Mittels oder dieser Abbauprodukte

können im Urin auftauchen oder den Urin biochemisch verändern. Sie werden dann durch das Trinken des Urins oder durch das Injizieren von Urin dem Körper wieder zugeführt. Es tritt eine Kumulierung auf. Es können sich sowohl Laborwerte als auch Körperreaktionen verändern. Wer Medikamente nehmen muss, sollte deshalb in jedem Fall kontrollieren, ob sich in seinem Befinden etwas verändert. Wichtig ist, ausreichend zu trinken, damit ein Ausschwemmen und damit auch eine Verdünnung erfolgt. Zweieinhalb Liter Flüssigkeit pro Tag sind dafür notwendig, sofern krankheitsbedingt keine Beschränkung der Flüssigkeitsaufnahme vorliegt.«

Hans Höting, Heilpraktiker

Mögliche Körperreaktionen auf die Urin-Therapie

»Wegen möglicher Nebenwirkungen beachten Sie die Packungsbeilage oder fragen Sie Ihren Arzt oder Apotheker« – so heißt es in der Werbung der Pharma-Industrie. Zur Urin-Therapie gibt es keine Packungsbeilage. Und sowohl Ihr Arzt als auch Ihr Apotheker wären in diesem Falle ebenfalls meistens überfragt. Deshalb sollen im Folgenden mögliche Reaktionen des Körpers auf die Urin-Therapie aufgelistet werden.

Die Nebenwirkungen selbst der chemischen Arzneimittelindustrie halten sich in Grenzen (wenn man einmal von so spektakulären Fällen wie Contergan u.ä. absieht). Noch günstiger sieht es bei Naturheilmitteln aus. Und Erfahrungsberichte über negative Auswirkungen der Urin-Therapie sind mir bisher noch nicht bekannt geworden. Es ist also recht unwahrscheinlich, dass es dabei »mögliche Nebenwirkungen« gibt.

Sollten bei Ihnen dennoch während der Urin-Therapie unerwartete Körperreaktionen auftreten, kann Ihnen die folgende Zusammenstellung sicherlich eine Erklärung dafür liefern. Denken Sie immer daran, dass Natur-Therapien in vielen Fällen das Krankheitssymptom zunächst verstärken, um es dann desto wirksamer heilen zu können!

- DURCHFALL: Dieser kann auftreten, wenn Sie pro Tag die gesamte Eigenharnmenge trinken und Ihr Urin sehr sauer ist. Setzen Sie in diesem Fall mit der Urin-Therapie aus, testen Sie den pH-Wert Ihres Urins und stellen Sie Ihre Ernährung um.
- SCHWEISSAUSBRÜCHE: Die Haut als größtes Ausscheidungsorgan reagiert natürlich besonders stark auf die Reinigungsprozesse des Körpers. Trockenbürsten und Kräuterbäder können diese – an sich positive – Reaktion lindern, ohne sie zu unterbinden.
- KOPFSCHMERZEN UND DEPRESSIVE VERSTIMMUNG: Beides sind Zeichen einer inneren Reinigung – also trotz der unangenehmen Begleiterscheinungen durchaus positiv zu werten. Wenn die Beschwerden zu stark werden, unterbrechen Sie die Urin-Therapie für einige Tage, um dem Körper die Möglichkeit zum »Ausruhen« zu geben.
- DURSTGEFÜHL: Mitunter tritt bei der Urin-Therapie ein starkes Durstgefühl auf. Trinken Sie dann noch mehr als sonst – mindestens zwei bis drei Liter pro Tag. Empfehlenswert sind vor allem Kräutertees und stille Mineralwässer.
- FRIEREN: Wenn Sie während der Urin-Therapie leichter als sonst frösteln, empfehlen sich Vollbäder (möglichst mit einem Kräuterzusatz). Auch das Trockenbürsten des Körpers hilft – dabei immer in Richtung zum Herzen hin bürsten.
- KÖRPER- UND MUNDGERUCH: Diese unangenehmen Begleiterscheinungen haben nichts mit der Anwendung des Urins zu tun – sie treten auch bei jeder »normalen« Fastenkur auf (siehe auch »Mögliche Körperreaktionen auf das Urinfasten« auf S. 45). Sie rühren daher, dass der Körper sich dabei massiv reinigt und entschlackt. Duschen Sie häufiger und putzen Sie sich mehrmals täglich die Zähne und ihre Zunge – damit ist das Problem in den meisten Fällen schon gelöst.

Wie gesagt: diese Symptome KÖNNEN, müssen aber nicht auftreten. In jedem Fall sind sie ein Zeichen für die Heilreaktion, die durch die Urin-Therapie – besonders beim Urin-Trinken – eintritt. Oft halten sie sich nur für kurze Zeit. Nach einer solchen »Krise« fühlen Sie sich dann besser und gesünder.

Dazu der holländische Urin-Therapeut Coen van der Kroon: »*Bei diesem natürlichen Prozess empfiehlt es sich eigentlich nicht, mit der Urin-Therapie aufzuhören. Wenn Sie es möchten, können Sie die tägliche Menge Urin etwas reduzieren und die Kur für eine Weile weniger intensiv fortsetzen. In besonderen Fällen kann es vielleicht nützlich sein, die Harn-Behandlung für eine Zeit zu unterbrechen und dem Körper Ruhe zu gönnen. Ihre eigenen Erfahrungen zeigen Ihnen am sichersten, was gut für Sie ist und was nicht. Manche werden ihren Urin als stark und unangenehm empfinden oder reagieren mit einer heftigen Heilreaktion. Andere wiederum, und das sind erfahrungsgemäß die meisten, haben keine Probleme und erhalten mit dieser Therapie die positiven Resultate.*«

Die Urin-Therapie lädt also geradezu dazu ein, auf den eigenen Körper zu horchen, denn er ist oft viel weiser ist als unser Verstand und zeigt uns, was nötig ist.

Kapitel 6
SO HILFT DIE URIN-THERAPIE

Egal ob Sie Urin innerlich oder äußerlich anwenden, diese Therapie wird so gut wie immer hilfreich und nie schädlich sein. Auch wenn Sie sich vollkommen gesund fühlen, können Sie Urin trinken und ihn äußerlich anwenden und bewahren sich so Ihre Gesundheit.

Wenn Sie unter bestimmten Beschwerden leiden, lesen Sie bitte in der folgenden Auflistung nach, welche Therapieformen zur Behandlung besonders geeignet sind. Auch hier gilt: alle Angaben sind nur Vorschläge. Was Ihnen ganz persönlich gut tut, können Sie am besten selbst herausfinden. Experimentieren Sie also mit Behandlungsdauer und -häufigkeit sowie mit der zu verwendenden Urinmenge, bis Sie »Ihre« Therapie herausgefunden haben. Diese kann sich übrigens immer wieder ändern – entsprechend Ihres jeweiligen Gesundheitszustands. Betrachten Sie auch dies als etwas Positives: So lernen Sie die Reaktionen Ihres Körpers kennen und können selbst bestimmen, was Ihnen in einer bestimmten Situation gut tut und was nicht.

Im folgenden kann natürlich nicht auf alle vorkommenden Erkrankungen eingegangen werden. Auch hier liegt es wieder bei Ihnen, selbst auszuprobieren, was Ihnen hilft.

Reiseapotheke / Erste Hilfe

Bei Verletzungen, Insektenstichen, Sonnenbrand oder fieberhaften Infekten (die ja gerade bei Fernreisen oft auftreten) haben Sie Ihre eigene Apotheke immer bei sich. Die Erfahrungen von Soldaten während des zweiten Weltkrieges und in den Gefangenenlagern zeigen, dass mit der Urin-Therapie gerade unter Bedingungen, wo keine Medikamente verfügbar sind, nicht nur Erste Hilfe möglich ist, sondern oft sogar eine optimale Behandlung. Für alle mit einem * gekennzeichneten Beschwerden eignet sich die Urin-Therapie als Erste-Hilfe-Maßnahme.

Liste aller aufgeführten Erkrankungen und Beschwerden von A bis Z

AIDS

Krankheitsbild

Dieses Aquired Immune Deficiency Syndrome (= erworbene Immunschwäche) ist eine sich inzwischen weltweit ausbreitende Virusinfektionskrankheit. Sie kann zum Zusammenbruch der körpereigenen Abwehrkräfte führen, so dass selbst harmlose Infektionen oder Tumore sich zu schweren, in 80% der Fälle tödlichen Erkrankungen entwickeln. Das Virus kann in Organen, z. B. im Gehirn, auftreten und dort direkte Störungen verursachen, kommt aber vor allem in Körperflüssigkeiten (Blut, Sperma, Schleim, Speichel, Tränen) vor, wobei die Konzentration in diesen Flüssigkeiten oft nicht für eine Ansteckung ausreicht.

Die Krankheit äußert sich in zunächst unspezifischen Erscheinungen wie Lymphknotenschwellungen, Fieber, Durchfall, Gewichtsabnahme. Etwa 4 bis 8 Wochen nach der Infektion sind Antikörper gegen das Virus im Blut nachweisbar. Eine Therapie des Grundleidens ist bis heute nicht möglich, die Behandlung bleibt symptomatisch oder richtet sich gegen die Folgeerkrankungen. Wirksame Vorbeugung ist nur durch die Vermeidung eines Ansteckungsrisikos gegeben.

Im Jahre 1936 veröffentlichten die amerikanischen Ärzte Dr. Eaton MacKay und Dr. Charles R. Schroeder einen Artikel über ihre Forschungen zur »Abtötung von Tollwut- und Polio-Viren durch Harnstoff«. Ihre Erkenntnisse könnten auch hilfreich bei der Bekämpfung des AIDS-Virus »HIV« sein. Da konzentrierter Harnstoff erwiesenermaßen Viren abtötet, ohne schädliche Auswirkungen auf den Körper zu haben, wäre die Einnahme von Urin, wodurch die Harnstoffkonzentration erhöht wird, eine wichtige Zusatzbehandlung für AIDS. Dem Körper werden dabei viele verschiedene Antikörper (einschließlich HIV-Antikörper bei infizierten Patienten) und andere wichtige Substanzen, die die körpereigenen Abwehrkräfte unterstützen, zugeführt. Deshalb kann das Wissen über die Urin-Therapie für AIDS-Kranke äußerst hilfreich sein, denn sie ist im Gegensatz zu den allgemein akzeptierten AIDS-Medikamenten wie AZT preiswert und völlig sicher.

Die amerikanische Zeitung »Bay Area Reporter« berichtet am 9. August 1990 Folgendes dazu:

»Dank der Forschungsarbeit von Dr. Alvin Fridman-Kien und seinem Team im New York University Medical Center wurde 1988 entdeckt, dass im Urin von AIDS-Patienten Antikörper gegen HIV-1 enthalten sind.

...die Forscher meinen, ›man könne sich über Urin nicht anstecken, da keine Viren, sondern nur Antikörper nachgewiesen werden könnten‹. Blut hingegen enthält oft das HIV-1 und andere potentiell infektiöse Substanzen wie Hepatitis B.«

Möglichkeiten der Urin-Therapie

AIDS-Patienten, die die Urin-Therapie anwandten, berichteten über einen Rückgang der Drüsenschwellungen und das Nachlassen der Müdigkeit. Verstärkt werden könnte diese Wirkung durch Injizierung von Harnstoff als Zusatzbehandlung bei AIDS. Sowohl die viren- und bakterienabtötende Wirkung wie auch die harntreibende Eigenschaft von Harnstoff ist von der Forschung immer wieder bestätigt worden und könnte von großem Wert in der Bekämpfung des HIV-Virus und der damit verbundenen Bakterien- und Vireninfektionen sein.

Akne

Krankheitsbild

Dies ist eine häufige, meist in der Pubertät auftretende, von den Talgdrüsen ausgehende Hauterkrankung. Durch Verstopfung der Ausführungsgänge der Talgdrüsen an den Haaren, auch der feinen

Behaarung der Haut, kommt es zur Ansammlung von Horn und Fett, wobei Mitesser entstehen. Durch einwandernde Hautkeime kommt es zur Entzündung und zu kleinen, eiterhaltigen Abszessen. Je stärker und je tiefer die Entzündung ausgeprägt ist, desto eher kommt es zu Narbenbildung.

Die oft langwierige Behandlung richtet sich nach der Stärke der Erkrankung. Bei stark entzündlichem und eitrigem Verlauf werden Antibiotika innerlich verabreicht, ansonsten empfiehlt sich eine lokale Behandlung mit fettfreien oder -armen Lösungen, Lotionen, Gels oder Cremes.

Möglichkeiten der Urin-Therapie

- Ganzkörpereinreibung
- Einreibung der betroffenen Stellen
- Einläufe
- Urin-Trinken
- Urinfasten

Allergien

Krankheitsbild

Unter Allergie versteht man die erworbene Überempfindlichkeit gegenüber Stoffen des natürlichen und beruflichen Lebensraums, die sich nach deren wiederholter Einwirkung entwickelt. Je nach Herkunft der ihrer Anzahl nach kaum überschaubaren Allergene organischen und nichtorganischen Ursprungs, wird zwischen tierischer, pflanzlicher und chemischer Allergie unterschieden. Nach dem unterschiedlichen Aufnahmeweg in den Organismus ist folgende Einteilung üblich:

a) Inhalations-Allergien, die durch Einatmung von Stäuben verschiedener Herkunft entstehen (z.B. Pollen, Pilzsporen, Hausstaub, Mehl-, Getreide-, Futtermittel- , Baumwollstaub, Kosmetika)
b) Nahrungsmittel-Allergien, die durch den Genuss bestimmter

Speisen (z.B. Hühnerei, Meerestiere, Fische, Milch, Nüsse, Gewürze, Erdbeeren) hervorgerufen werden
c) Arzneimittel-Allergien als Reaktion auf bestimmte Medikamente (z.B. Penicillin, Sulfonamide, Barbiturate)
d) Insektengift-Allergien nach Insektenstichen (z.B. Bienen, Wespen)
e) mikrobielle und parasitäre Allergien durch Infektionen (Bakterien, Viren) oder Parasitenbefall (z.B. Darmwürmer)
f) Kontakt-Allergien durch Berührung mit Stoffen (z.B. Wolle, Pelze, Haarfärbemittel, Kosmetika, Pflanzen wie etwa Primeln, chemische Verbindungen wie Teer, Chinone, Chromverbindungen u.a.)

Das Wesen der Allergien besteht vermutlich in einer überschießenden Abwehr- und Fehlregulation des Immunsystems, deren biologischer Sinn in der Erhaltung der Integrität des Organismus zu sehen ist. Bei Allergien können erbliche Dispositionen eine Rolle spielen; grundsätzlich jedoch kann jeder Mensch zum Allergiker werden, wenn er einem Allergen ausgesetzt ist.

Je nach Primärkontakt treten die allergischen Erscheinungen als allgemeine oder als organbegrenzte Lokalreaktionen in Erscheinung. Sie können an den Schleimhäuten der Atemwege in Form von Niesen, Fließschnupfen, Bindehautkatarrh, Atemnot, Entzündung der Lungenbläschen auftreten, an den Schleimhäuten des Magen-Darm-Kanals als Mundschleimhautentzündung, Erbrechen, krampfartige Leibschmerzen und Durchfälle oder an der Haut in Gestalt von Nesselsucht, unterschiedlichen Hautausschlägen und Hautentzündungen.

Möglichkeiten der Urin-Therapie

Bei Allergien ist die Urin-Therapie erfahrungsgemäß besonders wirksam.

- Einreibungen nach vorherigem Trockenbürsten
- Umschläge
- Einläufe
- Urin-Trinken
- Urinfasten

Altersflecken

Krankheitsbild

Mit fortschreitendem Alter ist die Haut durch Rückbildung aller Hautschichten von Elastizitäts- und Feuchtigkeitsverlust geprägt. Die Haut ist besonders an jenen Stellen, die dem Licht ausgesetzt sind, oft dünn, fein gefältelt und zeigt ein buntscheckiges Bild mit Pigmentflecken (Altersflecken), Depigmentierungen und warzenartigen Verhornungsstörungen. Eine gewisse Vorbeugung ist durch Rückfettung der Haut nach dem Waschen, Vermeidung von zu langer Sonnenbestrahlung und Anwendung von Sonnenschutzmitteln möglich.

Möglichkeiten der Urin-Therapie

- Einreibung der betroffenen Stellen mit Urin
- Urin-Trinken

Anämie (Blutarmut)

Krankheitsbild

Hierbei handelt es sich um die Verringerung der Zahl der roten Blutkörperchen und/oder des roten Blutfarbstoffes Hämoglobin. Vielfach ist Anämie keine selbständige Krankheit, sondern die Folge anderer Leiden. Eine Anämie kann auch Ausdruck einer gestörten Blutbildung im Knochenmark sein.

Möglichkeiten der Urin-Therapie

- Ganzkörpereinreibung
- Einläufe
- Urin-Trinken

Auch bei der Anämie kann die Urin-Therapie sehr heilsam wirken. Nicht umsonst ist ein Mittel der Wahl in der Schulmedizin die Spritzung von Leberextrakten, also ebenfalls von Stoffen, die der Körper selbst bilden kann.

Angina

KRANKHEITSBILD

Dies ist eine Entzündung und Anschwellung des lymphatischen Rachenrings mit Fieber, Schluckschmerzen und der Gefahr verschiedener Folgekrankheiten und Komplikationen (Mandelentzündung).

MÖGLICHKEITEN DER URIN-THERAPIE

- Gurgeln mit frischem Urin (mehrmals täglich)
- Halswickel mit erwärmtem Urin
- Urin-Trinken
- Urinfasten

Arthritis (Gelenkentzündung)

KRANKHEITSBILD

Die Arthritis entsteht bei Infektionen, Erkrankungen des rheumatischen Formenkreises, bei Psoriasis, bei Rheumatoiden und bei Gicht. Sie kann akut oder chronisch verlaufen und ein, mehrere oder viele Gelenke betreffen.

MÖGLICHKEITEN DER URIN-THERAPIE

- Einreibungen nach vorherigem Trockenbürsten
- Umschläge
- Urin-Trinken
- Urinfasten

Arthrose (chronische Gelenkerkrankung)

KRANKHEITSBILD

Die Arthrose ist eine degenerative Gelenkerkrankung und geht auf chronische Abnutzugsprozesse zurück, die zu langsamer Aufrauung der Gelenkfläche, Einrissen und zunehmendem Abrieb der

Knorpelsubstanz auch zur Zerstörung des darunter liegenden Knochens führen. Symptome sind anfangs Gelenkgeräusche, reflektorische Verspannung der Gelenkgegend bei Belastungsreiz, witterungsabhängiger dumpfer Tiefenschmerz und schmerzhafte Verkrampfung gelenknaher Muskelgruppen mit Gelenkfehlstellungen, sowie sekundärem Knochenwachstum der Gelenkränder. Es folgen Absprengungen, wodurch schmerzhafte Bewegungseinschränkungen mit Muskelschwund verursacht werden; schließlich kann Gelenkversteifung mit Muskelschwund folgen.

Möglichkeiten der Urin-Therapie

- Ganzkörpereinreibung
- Umschläge auf die betroffenen Gelenke
- Urin-Trinken
- Urinfasten

Asthma

Krankheitsbild

Bei Asthma handelt es sich um Atemnotanfälle bei verschiedenen Krankheiten, im eigentlichen Sinn bezeichnet es Bronchialasthma. Dies ist eine anfallweise auftretende Atemnot durch obstruktive (verstopfende) Veränderungen (Ablagerungen). Die Atmung ist oft mit laut pfeifenden Geräuschen verbunden. Es entsteht Husten, unter Umständen einhergehend mit glasig-zähem Auswurf. Wegen mangelhafter Sauerstoffversorgung des Bluts kann es zur Blaufärbung der Haut und Kältegefühl der Gliedmaßen kommen. Im Anfall besteht schwere Atemnot mit erschwerter Ausatmung, Erstickungsgefühl, Angstzuständen, Schweißausbruch und Pulsbeschleunigung.

Möglichkeiten der Urin-Therapie

Neben den verordneten Medikamenten können Sie die folgenden Urin-therapeutischen Maßnahmen zur Unterstützung des Heilungsprozesses anwenden:

- Ganzkörpereinreibung
- Umschläge im Brustbereich
- Nasenspülungen
- Urin-Trinken
- homöopathische Aufbereitung
- Inhalationen

Augenleiden

Krankheitsbilder

Hierzu gehören alle Erkrankungen des Auges, der Lider, Tränenwege, Tränendrüsen, der Augenmuskeln und Augenhöhlen (u.a. müde oder brennende Augen, Gerstenkorn usw.). Augenkrankheiten können angeboren oder erworben sein. Zu letzteren zählen Verletzungen, Verätzungen, Infektionen von außen oder über die Blutbahn, Erkältungen, Verunreinigung, Vergiftung und Ernährungsstörungen. Augenkrankheiten treten oft auch als Folgen von Allgemeinerkrankungen auf (z.B. Diabetes, Bluthochdruck).

Möglichkeiten der Urin-Therapie

- Augentropfen
- Nasenspülungen
- Urin-Trinken

Es ist ein interessanter Nebeneffekt der Urin-Therapie, dass sich dabei oft auch die Sehschärfe verbessert.

Bindehautentzündung

Dies ist eine häufige Erkrankung der Bindehaut des Auges. Anzeichen der akuten Bindehautentzündung sind Rötung, Schwellung, vermehrte Absonderung von Sekret, Brennen, Jucken, Stechen, Fremdkörpergefühl und Lichtempfindlichkeit. Bei der chronischen Bindehautentzündung kommt es bei geringer Rötung zur Absonderung von zähem Schleim, auch Bindehautverdickung und Lymphfollikelschwellung. Zu den Ursachen gehören chemisch-physikalische

Reize, z.B. Fremdkörper, Dämpfe, Gase, Lichtreize, verminderte Tränensekretion sowie Infektionen durch Viren oder Bakterien, die zu eitrigen Absonderungen führen. Auch nicht ausgeglichene Brechungsfehler des Auges und allergische Erkrankungen, z.B. Heuschnupfen, können eine Bindehautentzündung verursachen.

MÖGLICHKEITEN DER URIN-THERAPIE

Augenbäder mit frischem Urin (eventuell mit etwas Wasser verdünnt):

- Einige Tropfen Urin ins Auge träufeln
- Urin-Trinken

Bauchspeicheldrüsenbeschwerden

KRANKHEITSBILD

Die chronische Bauchspeicheldrüsen-Entzündung (Pankreatitis) wird verursacht durch Entzündungen im Bereich der abführenden Gallenwege, Abflussstörungen z.B. durch Steine im abführenden Bauchspeicheldrüsenbereich, Virusinfektionen und Alkoholmissbrauch. Krankheitszeichen sind plötzlich einsetzende, gürtelförmige Schmerzen im Oberbauch, besonders links in den Rücken ausstrahlend, Völlegefühl und Blähungen.

Die akute Bauchspeicheldrüsen-Entzündung tritt häufig in Begleitung chronischer Leber- und Magenleiden, Störungen des Eiweiß- und Fettstoffwechsels, nach Magenresektionen oder bei Alkoholismus auf. Sie äußert sich in Völlegefühl, besonders nach Genuss fetter und schwerverdaulicher Speisen, mit Blähungen und oft Schmerzen im linken Oberbauch.

MÖGLICHKEITEN DER URIN-THERAPIE

- Urin-Trinken
- Warme Urinkompressen

Blähungen

Bei Blähungen handelt es sich um das vermehrte Auftreten von Darmgasen. Ursachen können sein: gesteigerte Gasbildung nach Genuss blähender Speisen (z.B. Hülsenfrüchte, Kohl, frisches Schwarzbrot), auch Luftschlucken, bei normaler Gasbildung die behinderte Ableitung aus dem Darm, z.B. bei Verstopfung. Länger andauernde Blähungen sind Anzeichen für Verdauungsstörungen.

Möglichkeiten der Urin-Therapie
- Umschläge
- Einläufe
- Urin-Trinken
- Urinfasten

Blasenentzündung

Krankheitsbild
Dies ist die häufigste Erkrankung der Harnblase, die überwiegend die Blasenschleimhaut, in schweren Fällen auch die ganze Blasenwand erfasst. Ursache ist meist eine aufsteigende Infektion durch Erreger, die von außen in die Harnröhre eindringen und auch zu einer begleitenden Harnröhreentzündung führen können. Bei der absteigenden Infektion wandern die Erreger nach einer Niereninfektion durch die Harnleiter ein. Auch chemische oder mechanische Reize (z.B. Katheterisierung) bewirken Entzündungen, die sich in leichter Form als Reizblase äußern: Unterkühlung, Harnabflussstörungen und Allgemeinerkrankungen (z.B. Diabetes mellitus) begünstigen die Infektionsbereitschaft.

Möglichkeiten der Urin-Therapie
- Einnahme von homöopathisch aufbereitetem Urin
- Sitzbäder in warmem Urin

Blasen (an den Füßen)*

Bei einer Blase lösen sich die obersten Schichten der Haut ab, unter denen sich Luft oder Flüssigkeit ansammelt. Verursacht werden Blasen durch Verbrennung, Quetschung, Wundlaufen oder Infektion.

Möglichkeiten der Urin-Therapie

- Urinkompressen
- Mit Urin befeuchtete Socken (auch zur Vorbeugung)
- Betupfen

Behandeln Sie nicht nur Ihre Füße, sondern auch Ihre Schuhe mit Urin – am besten vorsorglich. Nicht ohne Grund verwendeten die Gerber vergangener Jahrhunderte Urin für die Lederbehandlung. Erfahrene Reiter behandeln auch heute noch ihre (neuen) Stiefel auf diese Weise.

Bluthochdruck

Krankheitsbild

Zu meist vorübergehendem Hochdruck kann es u.a. bei Stress, psychischer Erregung, unter Genussmitteleinfluss (z.B. Koffein, Nikotin), als Nebenwirkung von Arzneimitteln, auch Ovulationshemmern, durch Vergiftungen, Funktionsstörungen des Herzens und bei Schwangerschaftskomplikationen kommen. Ebenso bewirken Erkrankungen des Nervensystems wie Gehirnentzündung, Polyneuritis, Kinderlähmung, Gehirntumoren oder –verletzungen teils eine Störung des Blutdruckregulationsmechanismus.

Die Beschwerden beim Hochdruck, die häufig erst spät als Folge von Organschäden auftreten, bestehen vor allem in Kopfdruck, Kopfschmerzen (besonders morgens im Hinterkopf), Schwindelgefühl, Ohrensausen, Sehstörungen, Atemnot bei körperlicher Belastung, Blutandrang zum Kopf, Nasenbluten, Herzklopfen, innerer Unruhe, Depressionen, Gedächtnis- und Schlafstörungen und leichter Ermüdbarkeit.

Möglichkeiten der Urin-Therapie

- Ganzkörpereinreibungen
- Einläufe
- homöopathische Anwendung

Bronchitis

Krankheitsbild

Hierbei handelt es sich um eine Entzündung der Schleimhäute der Luftröhrenäste. Symptome sind Husten, Auswurf (besonders morgens), oft Fieber, Brustschmerzen und allgemeine Leistungsminderung.

Möglichkeiten der Urin-Therapie

- Ganzkörpereinreibungen
- Umschläge im Brustbereich
- Nasenspülungen
- Urin-Trinken
- Urinfasten
- Inhalationen

Bulimie

Krankheitsbild

Die Bulimie ist die Form eines bewussten gestörten Essverhaltens, das vermehrt bei jungen Frauen zwischen 15 und 30 Jahren mit meist normalem Körpergewicht auftritt. Symptome sind Heißhungerattacken, wobei große Mengen hochkalorischer Nahrungsmittel gegessen werden, und das anschließende selbstinduzierte Erbrechen, da eine erhebliche Angst vor einer Gewichtszunahme besteht.

Möglichkeiten der Urin-Therapie

- Urin-Trinken (Morgenurin und bei starkem Verlangen nach Essen noch ein Glas Tagesurin)

Der Morgenurin reguliert aufgrund seines Hormongehaltes den Hormonhaushalt, was ausgleichend auf die Psyche wirkt. Außerdem enthält er viele Mineralien und Vitamine und wirkt sättigend – was eine zusätzliche Nahrungszufuhr jedoch nicht ersetzt.

Darmentzündung

Krankheitsbild

Eine Darmentzündung ist eine durch Bakterien, Viren, Parasiten oder Autoimmunvorgänge ausgelöste Erkrankung des Darms, die verschiedene Abschnitte betreffen kann.

Möglichkeiten der Urin-Therapie

- Urin-Trinken (Morgenurin)
- Urin-Klistiere

Depressionen

Krankheitsbild

Eine Depression ist ein Zustand von Traurigkeit, Hoffnungslosigkeit und Erregung oder Passivität, der Tage bis viele Wochen anhalten kann . Die Ausprägung dieses Zustandes kann von depressiver Verstimmtheit bis zum depressiven Stupor (dumpfe Regungslosigkeit) reichen. Die möglichen Ursachen sind vielfältig. Häufig ist Depression eine verständliche Reaktion auf schwere menschliche Verluste, Misserfolge oder Konflikte, deren Bedeutung nicht erkannt wird. In vielen Fällen gelingt eine Anpassung aus eigener Kraft und mit Hilfe der sozialen Umwelt oder durch psychotherapeutische Behandlung.

MÖGLICHKEITEN DER URIN-THERAPIE

- Urin-Trinken (Morgenurin)
  Durch die Hormone im Urin kann sich die Stimmung schnell bessern.
- Urinmassagen

Diabetes

KRANKHEITSBILD

Dies ist eine chronische Stoffwechselerkrankung, bei der es durch unzureichende Produktion des Hormons Insulin oder mangelnde Insulinwirksamkeit zu einer Störung des Kohlenhydrat-, aber auch des Fett- und des Eiweißstoffwechsels kommt.

Das Vorstadium des Diabetes ist meist durch eine gestörte Glucosetoleranz gekennzeichnet, erkennbar bei der Blutzuckerbelastungsprobe (Nüchternwert normal, Belastungswert überhöht). Die Erstsymptome bestehen in gesteigertem Durst, Trockenheit von Haut und Schleimhäuten, häufigem Wasserlassen (auch nachts), Müdigkeit und Leistungsminderung, Gewichtsabnahme trotz Hunger und gesteigerter Nahrungsaufnahme; später kommt es zu Juckreiz, Neigung zu Hautinfekten, schlechter Wundheilung, Sehstörungen und Nachlassen der Libido.

MÖGLICHKEITEN DER URIN-THERAPIE

- Urin-Trinken (zwei bis drei Gläser pro Tag)
- Urinmassagen

Diphtherie

KRANKHEITSBILD

Anzeigepflichtige Infektionskrankheit, die überwiegend bei Kindern auftritt (bei Erwachsenen oft mit besonders schweren Verlaufsformen). Kennzeichnend ist die Bildung von festsitzenden, bei Abstreifen leicht blutenden, weißen, membranartigen Belägen aus den befallenen Schleimhäute (meist des Rachenraums).

Neben den verordneten Medikamenten können Sie die folgenden Urin-therapeutischen Maßnahmen zur Unterstützung des Heilungsprozesses verwenden:

Möglichkeiten der Urin-Therapie

- Umschläge
- Mundspülungen
- Urin-Trinken

Durchfall

Symptome

Dabei handelt es sich um eine häufige Entleerung breiigen oder wässrigen, je nach Ursache auch mit Schleim, Eiter und Blut vermengten, meist vermehrten Stuhls. Sie wird vor allem durch eine reizhaft gesteigerte Darmtätigkeit bewirkt, wobei es zu einer mangelnden Stuhleindickung im Dickdarm kommt, bei einer Reihe von Infektionen auch durch eine gesteigerte Ausscheidung von Flüssigkeit in den Darm. Durch Dickarmerkrankungen verursachter Durchfall geht in der Regel mit krampfartigen Leibschmerzen einher.

Möglichkeiten der Urin-Therapie

- Urin-Trinken
- Urinfasten
- Darmspülungen mit Urin
- Warme Urinkompressen

Ekzeme

Krankheitsbild

Ekzeme gehören zu einer Gruppe von akuten und chronischen Hauterkrankungen unterschiedlicher Ursache. Im akuten Stadium kommt es zu flächenhafter, meist symmetrischer, nicht eindeutig abgegrenzter Rötung, Knötchen- und Bläschenbildung und nach deren Platzen zu Hautnässen und Krustenbildung.

Möglichkeiten der Urin-Therapie

- Ganzkörpereinreibungen
- Einreibungen der betroffenen Stellen
- Vollbäder
- Einläufe
- Urin-Trinken
- Urinfasten

Erkältung

Krankheitsbild

Erkältung ist die irreführende Sammelbezeichnung für akute bakterielle und virusbedingte Infekte der oberen Luftwege (grippaler Infekt, Schnupfen), als deren alleinige Ursache früher Unterkühlungen des Körpers galten. Durch Kälteeinwirkung wird jedoch lediglich die Immunabwehr des Körpers so herabgesetzt, dass Krankheitserreger, die auch schon vorher im Organismus vorhanden gewesen sein können, Krankheiten auslösen können.

Möglichkeiten der Urin-Therapie

- Urin-Trinken
- Gurgeln mit Urin
- Nasenspülungen

Frostbeulen

KRANKHEITSBILD

Bei Frostbeulen handelt es sich um eine durch geringe, aber wiederholte, vor allem feuchte Kälte hervorgerufene chronische Gewebsschädigung. Sie äußert sich in blauroten, besonders bei Erwärmung juckenden oder brennenden Schwellungen von teigig-derber Konsistenz mit gespannter, glänzender Oberhaut. Frostbeulen treten besonders bei anlagebedingter Neigung zu Stauungserscheinungen im Hautgefäßsystem an Fingern, Zehen, Ohren, Unterschenkeln und im Gesicht auf und können auch zur Bildung von Blasen, Geschwüren oder Nekrosen führen. Sie verschwinden in der wärmeren Jahrszeit wieder, jedoch besteht infolge der Haargefäßschädigung eine Rückfallneigung bei geringfügigen Anlässen.

MÖGLICHKEITEN DER URIN-THERAPIE

- Einreibungen
- Umschläge (am besten über Nacht liegen lassen)
- Fußbäder

Furunkel

KRANKHEITSBILD

Ein Furunkel ist eine durch Eindringen von Eiterbakterien in einen Haarbalg oder eine Talgdrüse hervorgerufene Entzündung der Unterhaut. Sie beginnt als harte, gerötete und schmerzhafte Schwellung, die meist nach einigen Tagen eitrig einschmilzt, wobei das zerstörte Gewebe als Pfropf abgestoßen wird. Danach kommt es meist zur Abheilung unter Narbenbildung. Bevorzugte Stellen für Furunkel sind: Nacken, Rücken, Gürtelgegend und Gesäß, bei Kindern auch die Kopfhaut.

Möglichkeiten der Urin-Therapie

- Betupfen mit Urin
- Urinkompressen
- Urin-Trinken

Fußpilz

Krankheitsbild

Dabei handelt es sich um eine durch parasitäre Fadenpilze hervorgerufene Erkrankung der Oberhaut und der Nägel. Alle Hauterscheinungen verursachen meist Juckreiz.

Möglichkeiten der Urin-Therapie

- Fußbad mit heißem Wasser und der Tagesurinmenge
- Einreibungen mit Urin

Gallenblasenentzündung

Krankheitsbild

Die bakteriell verursachte Entzündung der Gallenblase kann akut oder chronisch auftreten, überwiegend steht sie in Zusammenhang mit einer Gallensteinkrankheit und ist häufig mit einer Entzündung der Gallenwege verbunden.

Akute Symptome (häufig nach fettreichen Mahlzeiten)bestehen in ausstrahlenden , auch kolikartigen Schmerzen im rechten Oberbauch, Übelkeit, Erbrechen, Fieber, und mitunter leichter Gelbsucht.

Möglichkeiten der Urin-Therapie

- Einreibungen im Oberbauchbereich
- Umschläge
- Einläufe
- Urinfasten

Geschwüre

KRANKHEITSBILD

Bei einem Geschwür handelt es sich um einen oberflächlichen, bei längerem Bestehen auch bis in die Lederhaut und tiefer reichenden, oft infizierten örtlichen Gewebsdefekt der äußeren Haut oder der Schleimhäute; häufig besteht eine nur geringe Heilungstendenz. Ursachen, die zur Geschwürbildung führen, sind anhaltende örtliche Reizungen und Schädigungen (z.B. bei Magen- und Darmgeschwüren, örtliche und allgemeine Infektionen (z.B. Abszesse, Syphilis, Tuberkulose), Störungen des Blutkreislaufs und Nervenerkrankungen.

MÖGLICHKEITEN DER URIN-THERAPIE

- Geschwüre so häufig wie möglich mit Urin betupfen
- Urinkompressen

Gicht

KRANKHEITSBILD

Die Gicht ist eine Stoffwechselstörung, bei der es durch Anstieg des Harnsäurespiegels im Blut zu einer Ablagerung von harnsauren Salzen vor allem in den Gelenken und in ihrer Umgebung sowie in inneren Organen kommt.

Die chronische Gicht ist gekennzeichnet durch die Bildung von Gicht-Knoten, Nestern aus Harnsäurekristallen, die im gelenknahen Knochen- oder Knorpelbereich auftreten und bei Verletzung zu schlecht heilender Fistelbildung und eitriger Entzündung des umgebenden Gewebes sowie fortschreitender Gelenkschädigung (Deformierung, Bewegungseinschränkung, Versteifung) führen können. Harnsäureablagerungen in den Nieren, die den Gelenkerkrankungen häufig lange vorausgehen, rufen Nierenentzündungen, schließlich Niereninsuffizienz hervor. Darm-Gicht äußert sich in kolikartigen Krämpfen mit Verstopfung wie auch in Durchfällen. Häufige

Begleitkrankheiten der Gicht sind Fettsucht und Diabetes. Die Risiken der unbehandelten Gicht liegen in Nierenversagen, Herzinfarkt und Schlaganfall.

MÖGLICHKEITEN DER URIN-THERAPIE

- Urin-Trinken (Morgenurin)
- Urinfasten
- Urinmassagen
- Urinkompressen

Grippale Infekte

KRANKHEITSBILD

Dabei handelt es sich um eine Sammelbezeichnung für verschiedene fieberhafte Infektionskrankheiten der oberen Luftwege mit Husten und Schnupfen, die seltener auch den Magen-Darm-Trakt betreffen können. Vom Laien werden diese Infekte meist fälschlich als »Grippe« bezeichnet, deren leichter Verlaufsform die Symptome ähneln.

MÖGLICHKEITEN DER URIN-THERAPIE

- Vollbäder
- Mundspülungen und Gurgeln
- Nasenspülungen
- Inhalationen
- Urin-Trinken
- Urinfasten
- homöopathische Anwendung

Gürtelrose

KRANKHEITSBILD

Diese Virusinfektion tritt vor allem als Hauterkrankung im Versorgungsgebiet einzelner Nerven auf. Sie entsteht durch Reaktivierung des Erregers der Windpocken, der über Jahre latent bleiben kann. Als Ursache für einen erneuten Ausbruch in Form der Gürtelrose wird zum Teil eine örtliche Störung der zellulären Immunität angenommen.

Nach einem zwei- bis dreitägigem Vorstadium mit allgemeinem Krankheitsgefühl (Müdigkeit, Abgeschlagenheit, Temperaturanstieg), auch brennendem Schmerz und Empfindungsstörungen im Bereich des befallenen Nervs, treten unter Schwellung der regionalen Lymphknoten meist am Rumpf (Brustkorb, Lendenbereich) halbseitige, gürtelförmig verlaufende rötliche Flecken und Schwellungen auf. Aus ihnen entstehen gruppenförmig angeordnete Knötchen, die sich in wasserhelle, später teils blutig oder nekrotisch veränderte Bläschen umwandeln. Die Gürtelrose kann auch im Gesicht auftreten; bei Befall des ersten Trigeminusastes sind Auge, Nasenwurzel, Stirn und behaarte Kopfhaut einer Gesichtshälfte betroffen. Die Gürtelrose heilt meist nach zwei bis vier Wochen unter Eintrocknung der Bläschen ab und führt in der Regel zu einer lebenslänglichen Gürtelrose-Immunität.

MÖGLICHKEITEN DER URIN-THERAPIE

- Betupfen mit frischem Urin
- Urinkompressen
- Urin-Trinken

Haarausfall

KRANKHEITSBILD

Der allgemeine Haarausfall betrifft vor allem Männer. Er setzt als vorzeitiger Haarausfall zwischen dem 20. und 25. Lebensjahr an

Stirnecken und Haarwirbel ein. Die Haare fallen stärker aus, werden nicht mehr so lang, sind dünner und glanzlos. Nach Ausfall der nachgebildeten Wollhaare bleibt entweder ein seitlicher und hinterer Haarkranz zurück oder die gesamte Kopfhaut bildet sich zur haarlosen Glatze um. Als Ursachen gelten erbliche Anlage, erhöhter Androgenspiegel, möglicherweise auch die häufig zugleich vorliegende fettige oder trockene Seborrhoe. Als begrenzter Haarausfall kann diese Form auch bei Frauen in der Menopause auftreten.

Möglichkeiten der Urin-Therapie

- Urinmassagen der Kopfhaut (mindestens 15 Minuten einwirken lassen, dann mit warmem Wasserausspülen)
- Urin-Trinken (Morgenurin)

Hämorrhoiden

Krankheitsbild

Hämorrhoiden sind sackartige, zuweilen knotenförmige Erweiterungen des arteriovenösen Schwellkörpers oberhalb des Schließmuskels im After. Auf der Grundlage einer anlagebedingten Bindegewebsschwäche wird die Bildung von Hämorrhoiden vor allem durch chronische Verstopfung, vorwiegend sitzende Lebensweise, Schwangerschaft und Pfortaderhochdruck begünstigt oder ausgelöst.

Möglichkeiten der Urin-Therapie

- Einreibungen
- Umschläge
- Sitzbäder
- Einläufe
- Urin-Trinken
- Urinfasten

Sehr wirksam sind auch in Urin getränkte Tampons, die man über Nacht in die Pofalte legt.

Halsschmerzen

Krankheitsbild

Halsschmerzen treten oft als Begleiterscheinung von Erkältungskrankheiten auf. Sie können aber auch Anzeichen für eine Mandelentzündung sein.

Möglichkeiten der Urin-Therapie

- Gurgeln
- Halsumschläge
- Urin-Trinken

Herpes (Lippenbläschen)

Diese Haut- und Schleimhauterkrankung ist mit Bläschenbildung verbunden. Die Symptome bestehen in einem nach Juckreiz und Spannungsgefühl unter geringfügigem Brennen plötzlich hervortretenden Ausschlag von gruppiert angeordneten, stecknadelkopfgroßen Bläschen auf gerötetem Grund. Nach Erguss des serösen Inhalts und Eintrocknen kommt es zur Abheilung.

Möglichkeiten der Urin-Therapie

- Betupfen
- Urin-Trinken
- Urinfasten

Herzbeschwerden

Krankheitsbild

Herzbeschwerden können ihre Ursache in Aufregungen oder Überanstrengungen haben, aber auch viele chronische Krankheiten wirken herzbelastend. Die Beschwerden können sich in unterschiedlichster Art äußern, etwa als Stiche, Druck oder als akuter Schmerz.

Möglichkeiten der Urin-Therapie

- Urin-Trinken (Morgenurin)
- Urinmassage

Heuschnupfen

Krankheitsbild

Hierbei handelt es sich um eine allergische Erkrankung, die auf einer Überempfindlichkeit gegenüber den Eiweißkomponenten von Pollen einzelner oder mehrerer Gräser- und Baumarten beruht. Der Pollen gerät während der Blütezeit mit der Atemluft in die oberen Luftwege und ruft auf der Schleimhaut eine Antigen-Antikörper-Reaktion hervor (Allergie). Die hierdurch freigesetzten Substanzen führen zu einer katharralischen Entzündung der Nasenschleimhaut mit Schwellung, anfallartigem heftigem Niesen, starker wässriger Absonderung, Jucken, Brennen und Tränen der Augen, auch einer Reizung der Rachenschleimhaut, in schweren Fällen der Bronchien mit Atemnot und fiebriger Allgemeinreaktion.

Möglichkeiten der Urin-Therapie

- Ganzkörpereinreibungen
- Nasenspülungen
- Inhalationen
- Urin-Trinken
- Urinfasten
- homöopathische Anwendung

Hormonstörungen

Krankheitsbild

Funktionell lassen sich die Hormon-Wirkungen in vier Hauptklassen einteilen:

1) kinetische Wirkungen wie Muskelkontraktion (Adrenalin, Oxyto-

cin), Konzentrierung und Verteilung von Pigmenten (Melatonin), Sekretion aus endokrinen Drüsen (ACTH, TSH, LH, Releasing-H.)

2) Stoffwechselwirkungen wie die auf Atmung (Thyroxin), Kohlenhydrat- und Proteinhaushalt (Insulin, Glucagon, Glucocorticoide), Elektrolyt- und Wasserhaushalt (ADH, Aldosteron), Calcium- und Phosphorhaushalt (Parathormon, Calcitonin, Vitamin D3)
3) morphogenetische Wirkungen wie die Induktion von Differenzierungsprozessen während der Embryonalentwicklung, z.B. Der Geschlechtsdifferenzierung durch Androgene und Östrogene, weiterhin u.a. Wachstum (Wachstumshormon), Mauser, Häutung, Fellwechsel (Thyroxin, Corticosteroide, Ecdyson), Metamorphose (Thyroxin), Gonadenreifung (FSH), Entwicklung sekundärer Geschlechtsmerkmale (Östrogene, Androgene)
4) Wirkungen auf das Verhalten wie trophische Wirkungen auf die Entwicklung neuraler Systeme (Östrogene, Progesteron, Androgene), Empfindlichkeit für spezifische Reize (Prolactin).

Die Störung der Wirkungen von Hormonen kann zu einer Vielzahl von Erkrankungen führen.

Möglichkeiten der Urin-Therapie

Trinken Sie jeden Tag Ihren Morgenurin, denn dieser enthält Hormone, z.B. Melatonin und Geschlechtshormone, die das Hormongleichgewicht im Körper regulieren können. Teilweise werden die Hormone durch die Haut oder den Darm jedoch besser aufgenommen als durch den Magen, da sie durch die Magensäure zerlegt werden können. Darum eignen sich auch Massagen und Klistiere sehr gut zur Behebung der Hormonstörungen. Wenn Sie Hormonpräparate einnehmen, beraten Sie sich vor Anwendung der Urin-Therapie mit einem Arzt oder Heilpraktiker.

Husten

Krankheitsbild

Husten nennt man das willkürliche oder unwillkürliche (reflexhafte) Ausstoßen der Luft durch plötzliche Öffnung der krampfhaft verschlossenen Stimmritze unter dem Ausatemdruck. Der Husten kann mit Entleerung von Schleim und Eiter verbunden sein, aber auch ohne Auswurf auftreten. Er wird ausgelöst durch Reize, die auf die Schleimhaut von Rachen, Kehlkopf oder Bronchien einwirken, vor allem aufgrund von Entzündungen (Rachen-, Kehlkopf- oder Bronchialkatarrh, Lungenentzündung), ebenso durch Reizgase, Staub, eingedrungene Nahrungsteilchen.

Möglichkeiten der Urin-Therapie

- Ganzkörpereinreibungen
- Gurgeln
- Umschläge auf Brust und Hals
- Nasenspülungen
- Einnahme von Hustentee, dem einige Tropfen Urin zugesetzt sind.

Impotenz

Anzeichen

Impotenz ist ein dauerndes oder zeitlich begrenztes Unvermögen des Mannes, den Geschlechtsverkehr auszuüben, vor allem aufgrund einer unzureichenden oder fehlenden Erektion des Penis; des weiteren auch die wiederholte Störung des Vollzugs durch Ausbleiben des Orgasmus, der Ejakulation oder durch deren verfrühtes oder verzögertes Auftreten.

Die Impotenz tritt überwiegend als psychisch bedingte funktionelle Störung auf. Gründe hierfür sind neurotische Erwartungs- oder Versagensängste, z.B. aufgrund wiederholten Misslingens des Geschlechtsverkehrs, durch Fixierung auf den Orgasmus aufgebauter Leistungsdruck, Abneigung gegenüber dem Partner oder der Einfluss situativer Umstände.

Möglichkeiten der Urin-Therapie
- Urin-Trinken (Morgenurin)
- Urinmassagen des Genitalbereichs

Infektionskrankheiten*

Darunter fallen Fieber, Magen-Darm-Störungen usw. Siehe auch »Durchfall«, »Erkältung«, »Grippaler Infekt« und »Schnupfen«.

Möglichkeiten der Urin-Therapie
- Ganzkörpereinreibungen
- Urin-Trinken
- Urinfasten

Insektenstiche*

Symptome
Insektenstiche verursachen in der Regel harmlose örtliche Hautveränderungen infolge eines Stiches vor allem von Stechmücken, Stechfliegen, Läusen, Flöhen und Wanzen. Sie bestehen meist in juckenden, auch schmerzenden Hautschwellungen, die bald wieder abklingen.

Möglichkeiten der Urin-Therapie
- Betupfen der betroffenen Stelle mit frischem Urin
- Urinkompressen
- Umschläge
- Urin-Trinken (am besten den ersten Urin nach dem Stich – dieser wirkt als Gegengift)

Das Betupfen des Körpers mit Urin wirkt auch vorbeugend, wie Menschen berichten, die sich viel in der mückenreichen skandinavischen Natur aufhalten.

Keuchhusten

Krankheitsbild

Keuchhusten ist eine akute, stark ansteckende Infektionskrankheit der oberen Luftwege, die teils epidemisch und vor allem bei Kindern im Vorschulalter auftritt. Im ersten, etwa ein bis zwei Wochen dauernden katarrhalischen Stadium, während dem bereits hochgradige Ansteckungsgefahr besteht, kommt es zu einer uncharakteristischen Entzündung der Nasen- und Rachenschleimhaut mit allgemeinen Erkältungssymptomen. Das anschließende Anfallstadium, das häufig ohne Fieber verläuft, ist durch die typischen krampfartigen, kurzen, harten Hustenstöße und laut pfeifenden Einatmungsgeräusche gekennzeichnet, die durch eine krampfhafte Engstellung der Stimmritze verursacht werden. Die Anfälle, die je nach Schweregrad der Erkrankung zwischen 5 und 50 mal in 24 Stunden auftreten können, kommen vor allem nachts vor und sind mit Lufthunger und Erstickungsgefühl sowie Blaufärbung des Gesichts infolge venöser Stauung gekennzeichnet und enden häufig mit Erbrechen. Das dritte, zwei bis sechs Wochen dauernde Krankheitsstadium ist durch das Abklingen der Hustenanfälle mit Übergang zu einer Bronchitis und anschließende Erholung gekennzeichnet. Vier Wochen nach Beginn der Hustenanfälle besteht keine Ansteckungsgefahr mehr.

Möglichkeiten der Urin-Therapie

Neben den verordneten Medikamenten können Sie die folgenden Urin-therapeutischen Maßnahmen zur Unterstützung des Heilungsprozesses verwenden:

- Ganzkörpereinreibungen
- Brustumschläge
- Einläufe
- Nasentropfen
- homöopathische Anwendung

Bei Kleinkindern empfiehlt es sich, die durchnässte Mullwindel aussaugen zu lassen – das verhindert übrigens auch Soor (Pilzerkrankung der Mundschleimhäute). Siehe dazu auch Kapitel 1: »Erfahrungen mit der Urin-Therapie«.

Kopfschmerzen

Krankheitsbild

Kopfschmerzen sind ein allgemeines Krankheitszeichen, das von Gefäßen und Nerven und/oder von der Hirnhaut im Schädelinnern ausgeht. Spontane Schmerzen ohne äußere Verletzungen entstehen überwiegend durch Druckänderung im Gehirn mit Änderung des pH-Werts im Gewebe oder durch Krampfzustände der glatten Gefäßmuskulatur. Kopfschmerz hat seine Ursache besonders in der Tatsache, dass die in der Schädelhöhle gelegenen Organe von einer festen, allseitig geschlossenen knöchernen Hülle umgeben sind und daher Änderungen des im Innern dieser Höhle herrschenden Drucks (Erhöhung und Erniedrigung, z.B. durch Störungen im Flüssigkeitsaustausch) als dumpfes Druckgefühl oder Schmerz empfunden werden. Neben den Nerven und Gefäßen der äußeren Weichteile sind nur bestimmte Strukturen des Schädelinnern schmerzempfindlich: Teile der harten Hirnhaut, die venösen Blutleiter, die Schlagadern an der Hirnbasis, die großen Blutgefäße der harten Hirnhaut und die sensiblen Hirnnerven. Das Hirngewebe selbst, die weichen Hirnhäute und die kleineren Blutgefäße zeigen keine Schmerzempfindung. Kopfschmerz tritt deshalb auf, wenn die empfindlichen Strukturen durch Zug, Druck, Verschiebung, Dehnung und Entzündung (alles zusammen z.B. durch Gewalteinwirkung bei Schädelverletzungen) gereizt werden.

Die häufigste Ursache von Kopfschmerzen sind Änderungen der Durchblutung in den Gefäßen außerhalb und innerhalb des Schädels, besonders im Zusammenhang mit Veränderungen der Halswirbelsäule. Diese Veränderungen können vegetativ-funktionell oder organisch bedingt sei. Nervöse, vegetativ und seelisch empfindliche Menschen leiden besonders an Kopfweh durch Gefäßkrämpfe.

Möglichkeiten der Urin-Therapie

- Urinkompressen
- Urin-Trinken
- Urinklistiere

Krampfadern

KRANKHEITSBILD

Krampfadern sind durch Stauung des Blutrücklaufs entstandene, krankhaft erweiterte, geschlängelte Venen an der Oberfläche vor allem der Beine. Sie treten als stellenweise sackartig ausgebuchtete, bläulich gefärbte Stränge in Erscheinung, die sich schwammartig eindrücken lassen.

Häufigste Form sind die primären Krampfadern, die meist beidseitig auftreten. Sie sind Folge einer anlagebedingten Bindegewebsschwäche und Minderwertigkeit der Venenklappen, wodurch es zu einer Überlastung der äußeren Venen und zu Blutstauungen kommt. Die Entwicklung der Krampfadern wird durch stehende Tätigkeit, Fettsucht und Schwangerschaft (hormonelle Lockerung des Klappenapparats) gefördert. Die sekundären Krampfadern werden durch eine Verlegung der tieferen Venen, meist infolge einer Thrombose, hervorgerufen, die zu einer Klappenschädigung und Wandüberdehnung der oberflächlichen Venen führt.

MÖGLICHKEITEN DER URIN-THERAPIE

- Ganzkörpereinreibungen
- Umschläge auf die betroffenen Stellen
- Urin-Trinken
- Urinfasten

Krebs

KRANKHEITSBILD

Krebs ist die im allgemeinen Sprachgebrauch übliche Sammelbezeichnung für bösartige Geschwülste. Medizinisch unterscheidet man entsprechend dem betroffenen Gewebstyp zum einen das von den epithelialen Zellen der Haut, Schleimhaut und Organe ausgehende Karzinom. Die weitergehende Differenzierung richtet sich nach dem Zelltyp, dessen Funktion oder der Struktur. Eine zusätzliche Einteilung richtet sich nach den befallenen Organen (z.B. Brust-, Gebärmutter-, Haut-, Leber-, Lungen-, Magen-, Zungen-Krebs).

Allgemeine Symptome sind zunächst erhebliche Störungen des Allgemeinbefindens wie Abgeschlagenheit und Appetitlosigkeit, Gewichtsabnahme, auch Blutarmut durch Sickerblutungen. Vor allem in späteren Stadien können bei Befall von schmerzleitenden Bahnen im peripheren und zentralen Nervensystem starke Dauerschmerzen auftreten.

Möglichkeiten der Urin-Therapie

Bereits im Jahre 1933 veröffentlichte Dr. William M. Millar von der Chirurgischen Abteilung des College of Medicine der Universität von Cincinnati einen Artikel über »Harnstoff-Kristalle in der Behandlung krebsartiger Geschwüre«.

»Der besonders stechende Geruch eines nekrotischen Krebsgeschwürs ist einer der schrecklichen Aspekte dieser Krankheit. Im letzten Jahr wurden in der Krebsklinik des Cincinnati General Hospitals Harnstoffkristalle in solchen Fällen für gut befunden und verordnet. Werden sie in die Wunde gegeben, wird die Geruchsbildung weitgehend unterbunden.

Obwohl sie sich in ein paar Minuten auflösen, verringert sich der üble Geruch des Geschwürs mit jeder Anwendung.

Die Kristalle sind preiswert, besitzen eine beträchtliche antiseptische Wirkung und es besteht keine Gefahr einer systemischen Reaktion…«

Über den Urinextrakt H-11 veröffentlichte Dr. J.H. Thompson 1943 im British Medical Journal einen Artikel über »H-11 gegen Krebs«. Unter den hunderten von Forschern, die über einen Zeitraum von rund 12 Jahren die Wirkung von H-11 auf Krebs erforschten, erzielten viele hervorragende Resultate, die aber leider von der Ärzteschaft ignoriert wurden. Berichten zufolge haben die Forscher die Schaffung eines medizinischen Forschungsausschusses zur Prüfung ihrer Ergebnisse über die erfolgreiche Krebsbehandlung mit H-11 verlangt, da diese ihrer Meinung nach zu Unrecht von der medizinischen Fachwelt ignoriert würden. 1948 wurde zwar ein solcher Ausschuss eingerichtet, aber trotz tausender Laborstudien und hunderter klinischer Beweise für die Wirksamkeit von H-11 in der Krebsbehandlung wurde H-11 abgelehnt. Dr. J. H. Thompson fasste die Ergebnisse der klinischen Versuche und Laborstudien über die Anwendung seines Extrakts bei Krebspatienten in seinem Artikel zusammen. Daraus geht hervor, dass über 300 unabhängige Ärzte und Forscher festgestellt hatten, dass H-11 in der Wachstumshemmung von bösartigen Zellen bei Menschen sehr wirksam war. (zitiert nach Martha M. Christy SELBSTHEILUNG MIT URIN)

1961 erschien dann in der Zeitschrift »Innere Medizin« der Artikel »Behandlungserfolge mit Eigenurinextrakten bei bösartigen Tumoren« von Dr. Novak. Dieser Arzt setzte Extrakte aus dem Eigenurin der Patienten für Injektionen zur Behandlung verschiedener Krebsarten ein, darunter bei bösartigem Magen-, Dickdarm-, Mastdarm-, Brust-, Lungen-, Gebärmutter-, Lymphknoten- und Gallenblasengeschwüren. Beim Großteil der 21 behandelten Fälle wurden bemerkenswerte Ergebnisse erzielt, die durch Röntgenaufnahmen belegt werden. (zitiert nach Martha M. Christy SELBSTHEILUNG MIT URIN)

Drei Jahre später, 1968, erschien in Tokio der Artikel »Behandlung von Magenkrebs mit HUD – einem Antigen aus dem Urin von Patienten« von Dr. Momoe Soeda. Dieser Forschungsbericht präsentiert die bemerkenswerten Resultate einer Studie über die Krebsbehandlung mit einem Derivat aus menschlichem Urin, dem sog. HUD (Human's Urine Derivative). HUD wurde in signifikanten Mengen im Urin von Krebspatienten festgestellt und wie sich gezeigt hat, wirkt es eindeutig gegen Krebs: *»Eine Reihe von Personen wurde getestet und es stellte sich heraus, dass der Urin von Krebspatienten fast immer eine beträchtliche Menge einer natürlichen Abwehrsubstanz, dem sogenannten HUD enthält. HUD wurde im Juni 1965 bei einem schweren Fall von bösartigem Eierstocktumor mit Metastasen angewendet und wir waren sehr beeindruckt vom dadurch bewirkten Rückgang der Metastasen.«*

Nach der Behandlung mit HUD bemerkten die Forscher: *»Innerhalb von drei Monaten nach Therapiebeginn verschwanden fast alle Metastasen und die Patientin wurde in ziemlich gutem Zustand entlassen…*

Seither sind mehr als dreißig Monate vergangen und sie ist völlig geheilt und kann ihr Leben wieder genießen.«

Es wurden auch zahlreiche Patienten mit Magenkrebs nach der Operation mit HUD behandelt, um das häufige postoperative Auftreten von Krebs zu verhindern:

»8 Patienten wurden unmittelbar nach der Operation mit HUD behandelt. Bei fünf dieser Fälle hatte der Krebs die Magenwand durchbrochen und auf die Lymphknoten übergegriffen. Die postoperative Prognose sah für diese Patienten ziemlich traurig aus, höchstens vierzig Prozent der Patienten wurde eine Überlebenschance von drei Jahren gegeben.

Drei Jahre nach der HUD-Behandlung ging es sieben von acht Patienten sehr gut und sie konnten an fast allen Aktivitäten teilnehmen, es gab keine Anzeichen eines Wiederauftritts.

Daraus kann geschlossen werden, dass HUD die Wahrscheinlichkeit eines postoperativen Wiederauftretens von Magenkrebs verringert und dass dies wahrscheinlich seiner das Immunsystem des Körpers stärkenden Wirkung zuzuschreiben ist.«

Viele Krebspatienten, die die Krebstherapie bei sich selbst erfolgreich angewendet haben, haben sie als unschädliche und wirksame Krebsbehandlung beschrieben, die den Körper von krebsartigen Erscheinungen befreit und gleichzeitig das Immunsystem extrem stärkt. Wenn man sich überlegt, wie viele Nährstoffe, Enzyme, Antikörper und andere Immunabwehrstoffe wie Retin oder HUD Urin enthält, überrascht es nicht, dass viele diese Erfahrung gemacht haben. (zitiert nach Martha M. Christy SELBSTHEILUNG MIT URIN)

Neben den verordneten Medikamenten können Sie SELBST die folgenden Urin-therapeutischen Maßnahmen zur Unterstützung des Heilungsprozesses verwenden:

- Einreibungen
- Umschläge
- Einläufe
- Urin-Trinken

Allerdings sollte die Urin-Therapie nicht während einer chemotherapeutischen oder Strahlenbehandlung angewendet werden.

Lebererkrankungen

Krankheitsbild

Dabei handelt es sich um krankhafte Veränderungen und Funktionsstörungen der Leber. Sie werden vor allem durch chronisch-degenerative Prozesse aufgrund von toxischen Schädigungen (besonders durch Alkohol) oder primären Stoffwechselkrankheiten, durch akute Entzündungen, Parasitenbefall, bösartige Geschwülste oder Erkrankungen der Gallenwege hervorgerufen. Die Auswirkungen bestehen in Leberzellschädigungen unterschiedlichen Ausmaßes.

Möglichkeiten der Urin-Therapie

Neben den verordneten Medikamenten können Sie die folgenden Urin-therapeutischen Maßnahmen zur Unterstützung des Heilungsprozesses verwenden:

- Einreibungen
- Umschläge auf dem Oberbauch (eine Wärmflasche verstärkt die Wirkung)
- Einläufe
- Urin-Trinken
- Urinfasten

Leistungsschwäche

Anzeichen

Zum normalen Alltag gehörende Leistungen werden nicht mehr erzielt und scheinen zu unüberwindlichen Hindernissen zu werden. Dazu kann eine depressive Grundstimmung kommen.

Möglichkeiten der Urin-Therapie

- Ganzkörpereinreibungen
- Einläufe
- Urin-Trinken
- Urinfasten

Lymphknotenbeschwerden

Die Lymphknoten sind zu den lymphatischen Organen gehörende 0,2 – 2 cm große, oft bohnenförmige Organe, die in die Lymphwege zwischengeschaltet sind. Sie werden irreführend auch als Lymphdrüsen bezeichnet. Lymphknoten sind Filter- und Entgiftungsstationen für die Lymphe. Sie fangen Abfallstoffe, Bakterien, geschädigte und abgestorbene Leukozyten ab. Außerdem sind sie wichtig für die Bildung und immunologische Prägung von Lymphozyten und zur Produktion von Antikörpern.

MÖGLICHKEITEN DER URIN-THERAPIE
- Urinmassagen der geschwollenen Drüsen
- Ganzkörpermassage mit Urin
- Urin-Trinken

Magenbeschwerden

KRANKHEITSBILD
Es gibt zahlreiche Formen der Magenbeschwerden. Die wesentlichen sind:
1) Magen-Darm-Katarrh, die Entzündung der Magen- und Dünndarmschleimhaut
2) Magengeschwür, ein von den Epithelzellen der Magenschleimhaut ausgehender begrenzter Defekt, der in die angrenzenden tieferen Schichten der Magenwand hinein reicht und diese durchdringen kann. Zu den Charakteristika des Magengeschwürs gehört eine hohe Selbstheilungsrate, aber auch eine Rückfallneigung. Die Symptome bestehen überwiegend in Druck- und Völlegefühl, Übelkeit, Nüchternschmerz (aber auch Beschwerden nach Nahrungsaufnahme), Magenkrämpfen, Unverträglichkeit von Fett, Fleisch, Gebratenem, Geräuchertem und Kaffee.

Möglichkeiten der Urin-Therapie

- Ganzkörpereinreibungen
- Umschläge auf den Oberbauch (eine Wärmflasche verstärkt die Wirkung)
- Einläufe
- Urin-Trinken

Magenbeschwerden sind oft nervös bedingt. Vielleicht wäre eine Gesprächstherapie für Sie das Richtige? Auf jeden Fall könnte Ihnen das Trinken des Morgenurins helfen – dieser enthält am meisten Melatonin (ein Anti-Stress-Hormon).

Mandelentzündung

Krankheitsbild

Die Mandelentzündung tritt meist akut im Zusammenhang einer allgemeinen Entzündung im Bereich des lymphatischen Rachenrings (Angina) auf. Die Mandelentzündung beginnt meist mit Frösteln, hohem Fieber du Halsschmerzen (Schluckbeschwerden). Die geröteten und geschwollenen Mandeln können gelblich-weiße Flecken (»Stippchen«) oder Beläge aus Leukozyten und mit Bakterien durchsetzten abgestoßenen Epithelzellen tragen, die auch über diese hinausreichen. Häufig sind die Lymphknoten des Halses mit betroffen (Druckschmerz und Schwellung).

Möglichkeiten der Urin-Therapie

- Halsumschläge
- Gurgeln
- Nasentropfen

Masern

KRANKHEITSBILD

Masern sind eine akute Infektionskrankheit, die meist als Kinderkrankheit auftritt und hochgradig ansteckend ist. Die Inkubationszeit beträgt 10 – 14 Tage. Das Initialstadium beginnt etwa am 10. Tag mit Schnupfen, Husten, Bindehautentzündung (Lichtscheue), Kopfschmerzen, Übelkeit und Fieber. Am 12. – 13. Tag treten in Höhe der oberen und unteren Backenzähne auf der Mundschleimhaut kleine weiße Flecken auf, an die sich eine fleckige Rötung der gesamten Mundschleimhaut anschließt. Am 14. – 15. Tag bricht unter erneutem Fieberanstieg (bis 40 Grad C) der hinter den Ohren beginnende, sich über den ganzen Körper ausbreitende, klein- bis grobfleckige dunkelrote Ausschlag aus, der nach drei bis vier Tagen unter Abschuppung abklingt.

MÖGLICHKEITEN DER URIN-THERAPIE

- Ganzkörpereinreibungen
- Betupfen
- Umschläge
- Gurgeln
- Mundspülungen
- Urin-Trinken
- homöopathische Aufbereitung

Menstruationsbeschwerden

SYMPTOME

Oft ist die monatliche Blutung sehr heftig, zudem mit krampfartigen Bauchschmerzen, Rückenschmerzen und Kopfweh verbunden. Dies kann seine Gründe in einer körperlichen, geistigen oder seelischen Überbelastung haben, kann aber auch ein Hinweis auf eine Erkrankung sein. Deshalb sollten Sie die Ursachen unbedingt mit Ihrer Frauenärztin abklären!

Möglichkeiten der Urin-Therapie

- Sitzbäder
- Umschläge auf den Oberbauch (eine Wärmflasche verstärkt die Wirkung)
- Einläufe
- Urin-Trinken
- Urinfasten

Migräne

Krankheitsbild

Bei Migräne handelt es sich um anfallweise auftretende einseitige Kopfscherzen, die stunden- oder tagelang anhalten und häufig mit Erbrechen, Augenflimmern und Sehstörungen einhergehen. Die Anfallshäufigkeit kann von einigen wenigen im Jahr bis zu fast täglichen Anfällen schwanken.

Möglichkeiten der Urin-Therapie

- Urinfasten
- Einreibungen
- Einläufe
- Urin-Trinken
- Urinfasten

Mittelohrentzündung

Krankheitsbild

Die Mittelohrentzündung gehört zu den häufigsten Ohrenkrankheiten. Die akute Mittelohrentzündung wird meist durch eine über die Ohrtube aufsteigende bakterielle Infektion der Schleimhaut (z.B. bei Erkältungskrankheiten mit Schnupfen), seltener durch Infekte bei Trommelfellriss oder auf dem Blutweg als Komplikation bei allgemeinen Infektionskrankheiten (vor allem Scharlach, Masern,

Grippe) hervorgerufen. Sie führt zu Sekretbildung, Rötung und Vorwölbung des Trommelfells durch Eiteransammlung, starken Schmerzen, hohem Fieber und Schalleitungsschwerhörigkeit.

Möglichkeiten der Urin-Therapie

- Ganzkörpereinreibungen
- Nasenspülungen
- Ohrentropfen
- Urin-Trinken
- homöopathische Aufbereitung

Gerade Kinder leiden oft unter entzündeten oder vereiterten Ohren. Sie sind besonders empfindlich gegen Zugluft – es ist deshalb sehr wichtig, darauf zu achten, dass Kinder eine Mütze mit Ohrenklappen tragen.

Mumps

Krankheitsbild

Mumps ist eine akute, hochansteckende Infektionskrankheit. Sie hat als eine der Kinderkrankheiten ihr Häufigkeitsmaximum zwischen dem vierten und fünfzehnten Lebensjahr. Die Übertragung erfolgt durch Tröpfcheninfektion; die Ansteckungsfähigkeit beginnt einige Tage vor Krankheitsausbruch und endet etwa 14 Tage später. Nach einer Inkubationszeit von 14 – 21 Tagen kommt es zu der typischen druckempfindlichen, entzündlichen Schwellung der Ohrspeicheldrüsen (zunächst einseitig, dann meist beidseitig) mit Schmerzen beim Kauen, Appetitlosigkeit, Mattigkeit und Erbrechen. Nach etwa einer Woche klingen die Beschwerden ab. In etwa 60% der Fälle verläuft die Infektion jedoch symptomlos.

Möglichkeiten der Urin-Therapie

- Ganzkörpereinreibungen
- Umschläge
- Betupfen
- Mundspülungen

- Ohrentropfen
- Urin-Trinken

Muskelschmerzen

Möglichkeiten der Urin-Therapie
- Kräftige Urinmassagen der betroffenen Stellen
- Warme Urin-Kompressen
- Urin-Trinken (Morgenurin)

Neurodermitis (allergisch bedingte Hautkrankheit)

Krankheitsbild
Die Neurodermitis ist eine chronisch-entzündliche Hauterkrankung, die überwiegend auf eine angeborene allergische Überempfindlichkeit unter Mitwirkung psychovegetativer Einflüsse zurückzuführen ist. Sie tritt meist schon im frühen Kindesalter in Form von ekzemartigen Hautveränderungen an den Wangen (Milchschorf), später an Gelenkbeugen, Gesäß, auch Gesicht, Hals und am übrigen Körper auf und ist vor allem durch den anfallartigen quälenden Juckreiz (besonders nachts) gekennzeichnet. Durch Unterfunktion der Schweiß- und Talgdrüsen besteht Hauttrockenheit mit Schuppung; infolge chronischer Reizung kommt es zur Vergröberung der Oberflächenstruktur. Durch Aufkratzen der Haut werden teils eitrige Sekundärinfektionen hervorgerufen.

Möglichkeiten der Urin-Therapie
- Ganzkörpereinreibungen
- Betupfen
- Einläufe
- Urin-Trinken
- Urinfasten

Bei Allergien ist die Urin-Therapie erfahrungsgemäß besonders wirksam.

Nierenerkrankungen

KRANKHEITSBILD

Hauptformen der Nierenerkrankungen sind die Nieren- und Nierenbeckenentzündung. Sekundäre Schädigungen werden durch Stoffwechsel- und Kollagenkrankheiten oder Schwangerschafskomplikationen hervorgerufen.

MÖGLICHKEITEN DER URIN-THERAPIE

- Urin-Trinken (mehrmals täglich, mit kleinen Mengen beginnen, ganz langsam steigern)
- Warme Urinkompressen im Nierenbereich

Ödeme (Flüssigkeitsansammlungen im Gewebe)

KRANKHEITSBILD

Bei einem Ödem handelt es sich um eine örtlich begrenzte oder ausgedehnte krankhafte Ansammlung von seröser Flüssigkeit in den Gewebespalten von Haut und Schleimhaut.

MÖGLICHKEITEN DER URIN-THERAPIE

- Ganzkörpereinreibungen
- Umschläge
- Urin-Trinken
- Urinfasten

Offene Beine

MÖGLICHKEITEN DER URIN-THERAPIE

- Einreibungen
- Umschläge
- Betupfen
- Urin-Trinken

- Urinfasten
- homöopathische Aufbereitung

Ohrenschmerzen

Möglichkeiten der Urin-Therapie

- mit einer Pipette mehrmals täglich etwas frischen Urin ins Ohr tropfen
- einen mit Urin getränkten Wattebausch ins Ohr stecken

Osteoporose (Knochenschwund)

Krankheitsbild

Osteoporose, eine Form der Knochenatrophie, ist eine Verminderung der Knochenmasse pro Volumeneinheit, die das alters- und geschlechtsspezifische Maß der natürlichen Rückbildung überschreitet und im manifesten Stadium den Grad einer schmerzhaften mechanischen Skelettinsuffizienz (Unterschreitung der Mindestbelastbarkeit mit Gefahr von Knochenbrüchen) erreicht. Die Osteoporose kann das ganze Skelett betreffen oder örtlich begrenzt auftreten. Sie vollzieht sich über eine Störung des Gleichgewichts zwischen Knochenabbau und –neubildung in den lebenslangen Umbauprozessen des Körpers.

Möglichkeiten der Urin-Therapie

- Ganzkörpereinreibungen
- Einläufe
- Urin-Trinken
- Urinfasten

Zusätzlich sollten Sie für viel Bewegung sorgen und auch eine Ernährungsumstellung erwägen (wenig Fleisch, viel Rohkost).

Parodontitis

Krankheitsbild

Die Parodontitis ist eine vorwiegend im Bereich der Wurzelspitze oder im Bereich des Zahnfleischsaums lokalisierte bzw. von dort ausgehende Entzündung des Zahnhalteapparats; mit Ablagerung von Zahnstein, Bildung eitriger Zahnfleischtaschen und Lockerung der Zähne.

Möglichkeiten der Urin-Therapie

- Betupfen
- Spülungen
- Urin-Trinken

Pfeiffer'sches Drüsenfieber

Krankheitsbild

Dies ist eine meist gutartig verlaufende Viruserkrankung des lymphatischen Gewebes, die Lymphdrüsen, Leber und Milz angreift und vor allem bei älteren Kindern und jungen Erwachsenen (gehäuft um das 20. Lebensjahr, »Studentenkrankheit«) auftritt. Erreger ist das vor allem durch Tröpfcheninfektion und Mundkontakt übertragene Epstein-Barr-Virus. Nach einer Inkubationszeit von 8-21 Tagen kommt es zu Fieber, auch Hautausschlägen und Lymphknotenschwellungen. Bei der anginösen Verlaufsform steht eine schwere Mandelentzündung im Vordergrund. Die Milz ist vergrößert, das Blutbild zeigt eine starke Vermehrung atypischer lymphatischer Zellen und der Leukozyten. Auch eine entzündliche Beteiligung von Organen (Herz, Leber, Lunge, Nieren) ist möglich. Das Fieber hält meist 1-2 Wochen an, die Erkrankung kann bis zu acht Wochen dauern.

Möglichkeiten der Urin-Therapie

- Urin-Trinken (ein Glas Morgenurin)
- Urinmassagen
- Erwärmte Urinkompressen auf den Bereich der Milz und Leber

Pickel

Pickel ist die umgangssprachliche Bezeichnung für Hautknötchen mit unterschiedlichen Ursachen, vor allem in Form der entzündeten Mitesser bei Akne.

Möglichkeiten der Urin-Therapie
- mehrmals täglich die Pickel mit Urin betupfen
- Urin-Trinken (Morgenurin)

Prellungen

Eine Prellung ist eine durch stumpfe Gewalteinwirkung (Schlag, Stoß, Fall) hervorgerufene leichte Gewebsquetschung. Am häufigsten treten Prellungen der Extremitäten und des Oberkörpers auf, wobei Haut und Unterhautzellgewebe, Muskeln, Knochen und Knochenhaut betroffen sind. Sie sind oft mit starken Spannungsschmerzen verbunden und führen zu Blutergüssen.

Möglichkeiten der Urin-Therapie
- Einreibungen
- Umschläge

Prostatabeschwerden

Krankheitsbild
Akute oder chronische Entzündungen der Prostata entstehen meist durch fortgeleitete, auf- oder absteigende Infektionen der Harnwege, seltener durch Einwandern der Erreger über den Blut- oder Lymphweg oder durch Mastdarmerkrankungen. Als Symptome treten Schmerzen in Leisten- und Dammgegend, vor allem bei Stuhlgang und Geschlechtsverkehr, und Harnentleerungsstörungen auf.

Möglichkeiten der Urin-Therapie

- Urin-Trinken (Morgenurin)
- Darmspülungen mit Urin
- Urinkompressen auf dem Unterbauch

Psoriasis (Schuppenflechte)

Krankheitsbild

Die Psoriasis ist eine Hauterkrankung unbekannter Ursache, die meist in jugendlichem Alter ausbricht. Die Psoriasis stellt nach dem Ekzem die häufigste Hautkrankheit dar.

Die Manifestation der Erkrankung wird durch Infekte, Hautveränderungen, Stoffwechselstörungen, hormonelle Veränderungen und andere Einflüsse gefördert; sie besteht in einer gesteigerten Neubildung und Abschuppung der Epidermis, die vermutlich durch eine Störung des Zellstoffwechsels hervorgerufen wird.

Möglichkeiten der Urin-Therapie

- Vollbäder
- Einreibungen der betroffenen Hautstellen
- Einläufe
- Urin-Trinken
- Urinfasten

Psychische Störungen

Möglichkeiten der Urin-Therapie

Das Trinken von Urin hat einen positiven Einfluss auf psychische Störungen. Der Morgenurin ist bekannt für seine beruhigenden und aufbauenden Inhaltsstoffe, z.B. das Hormon Melatonin.

Rheuma

KRANKHEITSBILD

Die rheumatischen Erkrankungen werden nach Ursache, Verlauf und Lokalisation unterschieden. Einen wesentlichen Teil bilden die auf Autoimmunprozesse zurückzuführenden Kollagenkrankheiten. Zur Gruppe der Gelenkkrankheiten gehören die entzündlichen Arthritiden (akut-entzündliche Gelenkerkrankung) , einschließlich der durch Stoffwechselkrankheiten hervorgerufenen Arthropathien (besonders Gicht) und die degenerativen Arthrosen.

Unter der Bezeichnung Weichteil-Rheuma werden Krankheiten zusammengefasst, die sich an Bandapparat, Sehnen, Sehnenansätzen und Sehnenscheiden, teils mit Übergreifen auf Schleimbeutel und Nerven, oder in den Muskeln (Muskel-Rheumatismus)abspielen: hierbei ist häufig die Hals-Rücken-Schulter-Muskulatur in Form von Verspannungen (vor allem im Bereich der Muskelsehnenansätze) und Bewegungsschmerzen betroffen.

MÖGLICHKEITEN DER URIN-THERAPIE

- Ganzkörpereinreibungen nach vorherigem Trockenbürsten
- Vollbäder
- Umschläge auf die betroffenen Gelenke
- Urin-Trinken
- Urinfasten

Rückenschmerzen

KRANKHEITSBILD

Rückenschmerzen sind durch krankhafte Veränderungen im Bereich der Wirbelsäule oder umgebender Weichteile (Organe) hervorgerufene Beschwerden. Vorübergehende Rückenschmerzen können von der Rückenmuskulatur (Muskelkater, Hartspann) ausgehen; funktionelle Ursachen sind ständige Fehlhaltungen in sitzender Tätigkeit und mangelhafte Körperbewegung. Formabweichungen der

Wirbelsäule führen zu schnellerer Ermüdbarkeit und späteren degenerativen Veränderungen. Im Vordergrund stehen Abnutzungserscheinungen der Wirbel sowie der Bandscheiben, Wirbelverformungen durch krankhafte Steigerung des Knochenabbaus, Entkalkung oder Störungen des Knochenwachstums.

MÖGLICHKEITEN DER URIN-THERAPIE

- Ganzkörpereinreibungen
- Vollbäder
- Umschläge
- Urin-Trinken
- Urinfasten

Scharlach

KRANKHEITSBILD

Scharlach ist eine zu den Kinderkrankheiten gehörende akute Infektionskrankheit. Der Häufigkeitsgipfel liegt zwischen dem 5. und 10. Lebensjahr. Die Übertragung vollzieht sich vor allem durch Tröpfcheninfektion. Nach einer Inkubationszeit von 1-8 Tagen kommt es zu plötzlich auftretendem hohem Fieber, Erbrechen und heftiger Angina mit dunkelroter Färbung des weichen Gaumens und regionaler Lymphknotenschwellung; die zunächst weiß belegte Zunge färbt sich nach einigen Tagen bei starkem Hervortreten der Papillen tief rot (»Himbeerzunge«). Um den zweiten Krankheitstag herum bildet sich der typische Hautausschlag aus. Er breitet sich von Hals und Brust her auf den ganzen Körper, einschließlich der Extremitäten, aus und besteht aus kleinen, teils zusammenfließenden, stecknadelkopfgroßen roten Pünktchen; das Mund – Kinn –Dreieck bleibt frei. Nach 3 – 5 Tagen geht der Ausschlag unter Abklingen des Fiebers zurück. In der zweiten Woche tritt eine bis zu drei Wochen anhaltende, vor allem Handteller und Fußsohlen betreffende Abschuppung auf. Nach einem symptomfreien Intervall kann es zu einer Zweiterkrankung mit Wiederauftreten der Anfangssymptome kommen.

Möglichkeiten der Urin-Therapie

Neben den verordneten Medikamenten können Sie die folgenden urintherapeutischen Maßnahmen zur Unterstützung des Heilungsprozesses verwenden:

- Einreibungen
- Abtupfen
- Urin-Trinken

Schilddrüsenerkrankungen

Überfunktion und Unterfunktion der Schilddrüse sind dabei die wesentlichsten Probleme. In beiden Fällen handelt es sich um eine Störung des Hormonhaushaltes, die verschiedene Ursachen haben kann.

Möglichkeiten der Urin-Therapie

Zur allgemeinen Regulierung des Hormonhaushaltes ist es empfehlenswert, jeden Tag ein Glas Morgenurin zu trinken.

Schlafstörungen

Krankheitsbild

Hierbei handelt es sich um Störungen des dem jeweiligen Lebensalter entsprechenden Schlafverhaltens. Schlafstörungen werden differenziert in Insomnien, Hypersomnien, Störungen des Schlaf-wach-Rhythmus und Parasomnien.

Insomnien sind Störungen, die mit Einschlaf- und Durchschlafproblemen oder auch nur unerholsamem Schlaf einhergehen. Insomnie kann primär sein oder als Folge organischer oder psychischer Erkrankungen auftreten. Hypersomnien (Schlafsucht): Störungen, die mit vermehrtem Schlafbedürfnis , Einschlafneigung und erhöhter Tagesmüdigkeit einhergehen. Störungen des Schlaf-Wach-Rhythmus: Störungen des individuellen Rhythmus zwischen Schlaf- und

Wachperioden werden bedingt durch Schichtarbeit, Zeitzonenflüge und können auch bei schweren psychischen Erkrankungen (z.B. Schizophrenie) und altersbedingten Abbauprozessen auftreten. Parasomnien: Störungen wie Alpträume, Schlafwandeln und nächtliches Einnässen, die primär im Kindes- und Jugendalter auftreten.

Möglichkeiten der Urin-Therapie

- Urin-Trinken (ein Glas Morgenurin und ein Glas Urin vor dem Schlafengehen)
- Urinmassagen

Schnupfen

Symptome

Schnupfen ist eine akute oder chronische Entzündung der Nasenschleimhaut. Häufige Ursache des akuten Schnupfens sind Infektionen. Die Übertragung vollzieht sich durch Tröpfcheninfektion, wobei Kälte und Nässe den Ausbruch (Erkältung) begünstigen. Durch vermehrte Schleimsekretion kommt es zu Niesen und Nasenfluss, bei bakteriellen Sekundärinfektionen mit Eiterbeimengung. Die Nasenatmung ist durch Schleimhautschwellung behindert oder blockiert.

Möglichkeiten der Urin-Therapie

- Ganzkörpereinreibungen
- Nasenspülungen
- Inhalationen
- Urin-Trinken
- Urinfasten
- homöopathische Aufbereitung

Diese Anwendungen helfen nicht nur bei Fließschnupfen, sondern auch bei einer verstopften Nase.

Schuppen

Schuppen sind meist kleie- oder plättchenförmige, sich leicht lösende oder abgestoßene Hornzellen, die durch Hauttrockenheit, bei Hautkrankheiten durch eine übermäßige, unvollständige oder fehlerhafte Verhornung entstehen. Sie treten beispielsweise als Kopfschuppen bei Seborrhoe auf.

MÖGLICHKEITEN DER URIN-THERAPIE

- Haarwäsche mit Urin, dabei die Kopfhaut gut massieren, mindestens 20 Minuten einwirken lassen, dann mit einem milden Shampoo nachwaschen

Schürfwunden*

MÖGLICHKEITEN DER URIN-THERAPIE

- Betupfen der Wunden mit Urin (direkt nach der Verletzung und dann immer wieder bis zur Abheilung)
  Ein Fläschchen mit altem Urin ist deshalb ein wichtiger Bestandteil der Reiseapotheke!
- Verschmutzte Wunden mit dem frischen Urinstrahl spülen.

Schwangerschaftsübelkeit

MÖGLICHKEITEN DER URIN-THERAPIE

- Morgens ein paar Tropfen Urin unter die Zunge nehmen.
- Wenn Sie merken, dass der Urin Ihnen hilft, mehrmals täglich ein Gläschen trinken.

Die Urin-Therapie ist eine alte, bekannte Methode gegen Übelkeit zu Beginn einer Schwangerschaft und wurde in Deutschland auch schon von Ärztinnen und Ärzten empfohlen.

Schweißfüße

Dabei handelt es sich um übermäßige Schweißabsonderung der Füße, besonders an der Fußsohle und an den Zehen. Fußschweiß wird begünstigt durch Übergewicht, übermäßiges Gehen und Stehen sowie luftundurchlässige Schuhe; er beruht häufig auf Veranlagung oder auf psychovegetativen Störungen. Der unangenehme Geruch entsteht infolge der schnellen bakteriellen Zersetzung seiner organischen Bestandteile.

Möglichkeiten der Urin-Therapie

- Fußbäder
- Umschläge (dazu am besten mit Urin getränkte Socken anziehen und diese über Nacht anbehalten).

Sinusitis (Entzündung der Nasennebenhöhlen)

Krankheitsbild

Dabei handelt es sich um die akute oder chronische, auch eitrige Schleimhautentzündung meist einzelner Nebenhöhlen. Sie entsteht vor allem durch Übergreifen von der Nasenschleimhaut, auch durch vereiterte Zahnwurzeln des Oberkiefers, Verletzungen oder Einschwemmungen von Erregern auf dem Blutweg. Symptome sind pulsierende Schmerzen in der Gegend der erkrankten Nebenhöhle und über der Stirn (auch auf Druck und Klopfen), Fieber, Behinderung der Nasenatmung (häufig einseitig), Schleim-, teils auch Eiterabsonderung, durch die es zu einer begleitenden Sinobronchitis kommen kann.

Möglichkeiten der Urin-Therapie

- Ganzkörpereinreibungen
- Nasenspülungen
- Inhalationen
- Urin-Trinken
- Urinfasten

Sodbrennen

KRANKHEITSBILD
Sodbrennen ist eine brennende oder kratzende Empfindung im unteren Abschnitt der Speiseröhre (Magengrube), die durch einen Rückfluss des Mageninhalts hervorgerufen wird; häufig Folge einer überreichen Mahlzeit, aber auch bei vermindertem Säuregehalt des Magensafts, was zur Gärung des Speisebreis führt.

MÖGLICHKEITEN DER URIN-THERAPIE
- Gurgeln
- Urin-Trinken

Sonnenallergie

MÖGLICHKEITEN DER URIN-THERAPIE
- Einreibungen
- Einläufe
- Urin-Trinken
- Urinfasten

Bei Allergien ist die Urin-Therapie erfahrungsgemäß besonders wirksam.

Sonnenbrand*

MÖGLICHKEITEN DER URIN-THERAPIE
- Die betroffenen Stellen so schnell wie möglich mit frischem Urin einreiben – das beruhigt die Haut und lindert die Folgeerscheinungen.
- Bei starkem Sonnenbrand Urinkompressen auflegen und Urin trinken.

Man kann sich vor einem Sonnenbad prophylaktisch mit Urin einreiben. Das Urin-Trinken empfiehlt sich besonders bei starkem Sonnenbrand – so wird der gesamte Organismus gekräftigt.

Stress

MÖGLICHKEITEN DER URIN-THERAPIE
- Urin-Trinken (Morgenurin)
- Urinmassagen

Übelkeit und Erbrechen

MÖGLICHKEITEN DER URIN-THERAPIE
- Umschläge auf den Oberbauch (eine Wärmflasche verstärkt die Wirkung)
- Einläufe
- Urin-Trinken
- Urinfasten
- homöopathische Aufbereitung

Oft handelt es sich hier um nervöse Zustände. Versuchen Sie – eventuell mit Hilfe einer Therapeutin oder eines Therapeuten – den Ursachen auf die Spur zu kommen. Hilfreich kann auch das Urin-Trinken sein, denn das im Morgenurin besonders reichhaltig vorkommende Anti-Stress-Hormon Melatonin entspannt und entkrampft.

Tuberkulose

KRANKHEITSBILD

Bei der Tuberkulose handelt es sich um eine meldepflichtige Infektionskrankheit. Die Übertragung der Erreger vollzieht sich fast ausschließlich durch Tröpfcheninfektion über die Atemwege. Die Tuberkelbakterien führen am Ort der Erstinfektion zu einer unspezifischen Entzündung (Primärherd), bei weiterer Ausbreitung oder späterem Wiederaufflammen zur Ausbildung granulomatöser Herde (Tuberkel) und zu fortschreitenden Gewebszerstörungen.

Möglichkeiten der Urin-Therapie

- Fasten und große Mengen Urin trinken
- Kompressen und Massagen mit erwärmtem, altem Urin auf dem Rücken und der Brust

Übergewicht

Möglichkeiten der Urin-Therapie

Der Verdauungsprozess wird durch Urin-Trinken (Morgenurin) verbessert, die Nierenfunktion und der Stoffwechsel werden angeregt. Außerdem greift Urin regulierend in den Hormonhaushalt ein, was sich positiv auf das Gefühlsleben auswirkt.

Verbrennungen*

Symptome

Eine Verbrennung ist eine Gewebsschädigung durch örtliche Hitzeeinwirkung mit einer Temperatur von über 50 Grad C. Sie wird durch direkte Flammeneinwirkung (z.B. bei Bränden), heiße Gase, Flüssigkeiten oder Dampf (Verbrühung), erhitzte Gegenstände, Strahleneinwirkung in Form von Sonnenlicht, UV-Strahlen oder ionisierenden Strahlen oder durch Stromeinwirkung hervorgerufen.

Möglichkeiten der Urin-Therapie

- Betupfen und Umschläge: Ein sauberes Tuch mit Urin tränken und so schnell wie möglich auf die Brandwunde legen. Einige Stunden liegen lassen und zwischendurch immer wieder mit Urin befeuchten.
- Bei sehr starken Verbrennungen die Heilung von innen durch Urin-Trinken unterstützen.

Verstauchungen und Zerrungen*

KRANKHEITSBILD

Eine Verstauchung ist eine durch plötzliche gewaltsame Überschreitung der Bewegungsgrenzen eines Gelenks (Umknicken des Fußes, Fall auf die gebeugte oder gestreckte Hand, extreme Abspreizung und Außendrehung des Unterschenkels) hervorgerufene Verletzung mit Überdehnung (Zerrung) oder Riss der Gelenkbänder, teils auch der Gelenkkapsel.

MÖGLICHKEITEN DER URIN-THERAPIE

- Einreibungen
- Umschläge: Ein mit Urin getränktes Tuch um das verstauchte Gelenk wickeln. Die Kompresse regelmäßig erneuern.

Verstopfung

MÖGLICHKEITEN DER URIN-THERAPIE

- Ganzkörpereinreibungen
- Umschläge im Bauchbereich
- Einreibungen im Bauchbereich
- Einläufe
- Urin-Trinken
- Urinfasten

Warzen

MÖGLICHKEITEN DER URIN-THERAPIE

- Betupfen

Windpocken

KRANKHEITSBILD

Die Windpocken-Erkrankung beginnt mit leichtem Krankheitsgefühl und Fieber. Ein typisches Krankheitszeichen ist ein unangenehm juckender Hautausschlag, der etwa 11 bis 22 Tage nach der Ansteckung auftritt und sich von Kopf und Rumpf ausgehend ausbreitet. Kinder haben durchschnittlich 250 (zwischen 50 und mehreren hundert) verschiedenartige Ausschläge (Flecken, Knötchen, Bläschen, Krusten) gleichzeitig auf der Haut.

MÖGLICHKEITEN DER URIN-THERAPIE

- Ganzkörpereinreibungen
- Einläufe
- Urin-Trinken
- homöopathische Aufbereitung

Wechseljahresbeschwerden

Abnehmende Fruchtbarkeit und Blutungsanomalien entweder in Form mehrmaligen Aussetzens, zu häufiger, zu starker oder völlig unregelmäßiger Blutung sind die ersten Anzeichen der nachlassenden Eierstockfunktion; diese Unregelmäßigkeiten sind meist harmlos, können aber auch von Krankheiten der Gebärmutter verursacht sein. Darüber hinaus treten bei etwa 20% der betroffenen Frauen leichtere und vorübergehende, bei rund 70% sich oft über Jahre hinziehende vegetative und psychische Symptome auf; diese sind u.a. auf Störungen des hormonalen Gleichgewichts zurückzuführen, hervorgerufen durch die mit Wegfall der Follikelreifung versiegende Östrogenproduktion. Diese Symptome können sehr vielfältig sein, da die Östrogene an der Regulation vieler Prozesse im Körper beteiligt sind. Sinkt der Östrogenspiegel unter ein bestimmtes Niveau, wirkt sich das vor allem auf den Hypothalamus aus, und Körperfunktionen wie z.B. Temperaturregulation, Schlafrhythmus und

Blutzusammensetzung können nicht mehr genau reguliert werden. Häufig auftretende Symptome sind daher Hitzewallungen, Schweißausbrüche, Schlafstörungen, Schwindel, Herzrasen und Müdigkeit. Psychische Symptome wie Angstzustände, Reizbarkeit, Konzentrationsschwierigkeiten oder Depressionen können einerseits auch auf die hormonelle Umstellung zurückgeführt werden können. Sie können andererseits aber auch Ausdruck einer in diesem Alter häufig auftretenden Identitätskrise sein (Midlife crisis).

Möglichkeiten der Urin-Therapie

Auf die »Hallo-Ü-Wagen«-Sendung von Carmen Thomas zum Thema Urin-Therapie meldete sich eine Hörerin mit folgender Information: »Gegen Wechseljahresbeschwerden (....) ist »Presomen« ein häufig verordnetes Medikament. Es enthält unter anderem Harn trächtiger Stuten. Herr Dr. Abele hat in seinem Buch »Die Eigenharnbehandlung« unter anderem über den erfolgreichen Einsatz bei klimakterischen Beschwerden berichtet. Da ich als insulinpflichtige Diabetikerin keine Scheu vor dem Umgang mit Spritzen habe, griff ich seine Anwendungsweise auf und bin seit gut drei Jahren frei von allen typischen Wechseljahrbeschwerden wie Hitzewallungen, Schlafstörungen etc. Wenn nach Monaten mal wieder ein Anflug von Hitzewallungen eintritt, wiederhole ich die Injektionen, und bereits nach der zweiten Spritze ist alles wieder im Lot. Es gibt keinerlei Nebenwirkungen, die unerwünscht sind, und schon gar nicht eine Gewichtszunahme, wie es häufig bei der Verabreichung von Östrogenen passiert.«

Neben der Injizierung von Urin empfehlen sich auch die folgenden Anwendungen:

- Ganzkörpereinreibungen
- Sitzbäder
- Einläufe
- Urin-Trinken (Morgenurin)
- Urinfasten

Wunden*

Krankheitsbild

Bei einer Wunde handelt es sich um die als Folge einer Verletzung oder eines invasiven therapeutischen Eingriffs hervorgerufene Zusammenhangstrennung oder Zerstörung von Geweben oder Organen. Einfache Wunden betreffen Haut und Schleimhäute, bei komplizierten Wunden sind tieferliegende Bereiche (Muskeln, Gefäße, Nerven, Knochen, Organe) beteiligt.

Entsprechend den Verletzungsursachen werden bei mechanischen Wunden vor allem oberflächliche Schürfwunden, glattrandige, stark blutende, aber gut heilende Schnittwunden, infektionsgefährdete Stichwunden, Riss- und Quetschwunden, durch stumpfe Gewalteinwirkung hervorgerufene klaffende Platz-Wunden, Schusswunden und Bisswunden unterschieden.

Möglichkeiten der Urin-Therapie

- Auswaschen mit Urin
- Betupfen
- homöopathische Aufbereitung (möglichst aus Urin und Wundsekret hergestellt)
- Umschläge und Verbände: Ein in Urin getauchtes Tuch auf die Wunde legen. Lassen Sie die Wunde erst trocknen, bevor Sie einen neuen Verband anlegen.

Hier können Sie die desinfizierende Wirkung des Eigenurins erproben. Das kurzfristige Brennen zu Beginn der Behandlung ist normal (ähnlich ist es ja bei der Behandlung mit Jod oder ähnlichen desinfizierenden Stoffen).

Zahnfleischentzündung

MÖGLICHKEITEN DER URIN-THERAPIE
- Betupfen
- Mundspülungen
- Urin-Trinken
- homöopathische Aufbereitung

Zahnprothese (Schmerzen und Druckstellen)

MÖGLICHKEITEN DER URIN-THERAPIE
- Mundspülungen (mehrmals täglich) wirken nicht nur beruhigend auf die schmerzenden Stellen, sondern unterstützen auch die Mundhygiene.

Zahnschmerzen

MÖGLICHKEITEN DER URIN-THERAPIE
- Spülungen
- Betupfen
- homöopathische Aufbereitung

Diese Behandlung empfiehlt sich auch nach Zahnextraktionen. Tränken Sie einen Wattebausch mit frischem Urin und behalten Sie ihn möglichst lange als Auflage über der betroffenen Kieferstelle im Mund. Sie können zusätzlich auch Umschläge auf die betroffene Wange machen. So heilen die Extraktionswunden schneller und auch die Schwellung wird sich in Grenzen halten.

Kapitel 7
SCHÖNHEITSPFLEGE MIT EIGENURIN

Was hat Schönheitspflege mit Eigenurin zu tun? Eine ganze Menge! Wenn Sie die Packungsbeilagen Ihrer Pflegepräparate durchlesen, werden Sie immer wieder auf den Bestandteil »Harnstoff« stoßen – in Cremes, Lotionen, sogar in Zahnpasta usw. Für die Hautpflege ist Harnstoff deshalb so interessant, weil er feuchtigkeitsspendend und regulierend wirkt und dadurch die Haut weich und zart macht. Durch die Behandlung mit Harnstoff wird spröde, raue und rissige Haut wieder glatt. Gerade bei Problemzonen wie Ellenbogen und Fußsohlen wird dies besonders deutlich: die Hornschicht wird gelockert und schließlich abgestoßen.

Sie können also Ihren Urin nicht nur für die Gesundheits-, sondern auch für die Schönheitspflege einsetzen. Dazu ein recht beeindruckender Auszug aus dem Buch von Carmen Thomas EIN GANZ BESONDERER SAFT – URIN, in dem eine Radio-Sendung zum Thema Urin-Therapie dokumentiert wird:

Besucherin: »Ich nehme besonders den ersten Urin in der Früh, wenn man aufsteht. Der ist meistens reich an Stoffen. Man sollte ein bisschen Mittelstrahlurin, so heißt das im Fachjargon, nehmen. Damit keine Bakterien reinkommen. Und dann einfach das Gesicht damit ein bisschen abwaschen, abtrocknen lassen und ein paar Minuten später Creme darauf tun.«

Carmen Thomas: »Sie haben eine Haut wie Milch und Honig. Wie alt sind Sie?«

Besucherin: »Neunundvierzig.«

Wie bei der Anwendung der Urin-Therapie zur Behandlung gesundheitlicher Probleme gilt auch hier: Ihr eigener Urin kann Ihnen nur nützen – aber niemals schaden. Es lohnt sich sicherlich, ihn auch für die Schönheitspflege auszuprobieren. Wenn Harnstoffe in Cremes akzeptiert werden – warum nicht auch das frische Produkt verwenden?

Im Folgenden kann nicht auf alle vorkommenden kosmetischen Probleme eingegangen werden – auch hier liegt es wieder bei Ihnen selbst auszuprobieren, was Ihnen hilft.

Hilfe bei verschiedenen kosmetischen Problemen

Altersflecken

Möglichkeiten der Urin-Therapie
- Betupfen
- Umschläge

Wie alle natürlichen Verfahren braucht auch die Urin-Therapie ihre Zeit. Möglicherweise dauert es – gerade bei den hartnäckigen Altersflecken – einige Monate, ehe sich der Erfolg einstellt.

Augenränder

Möglichkeiten der Urin-Therapie
- Waschungen
- Umschläge

Gesichtspflege

Möglichkeiten der Urin-Therapie
- Betupfen
- Waschungen
- Umschläge
- Urin-Trinken
- Urinfasten

Haarausfall

Möglichkeiten der Urin-Therapie

- Haarwäsche
- Einmassieren in die Kopfhaut
- Urin-Trinken
- Urinfasten

Diese Verfahren dient auch der allgemeinen Haarpflege und macht das Haar kräftig und glänzend.

Handpflege

Möglichkeiten der Urin-Therapie

- Einreibungen

Nach der Einreibung den Urin einwirken lassen und nur bei starkem Geruch die Hände abspülen.

Mitesser und Pickel

Möglichkeiten der Urin-Therapie

- Betupfen
- Umschläge
- Einläufe
- Urin-Trinken
- Urinfasten

Schuppen

Möglichkeiten der Urin-Therapie

- Einreibungen der Kopfhaut
- Haarpackung (mit einer Duschhaube abdecken und über Nacht einwirken lassen).

Interview mit Hans Höting

Hans Höting ist Heilpraktiker und arbeitet seit vielen Jahren mit den Schwerpunkten westliche und asiatische Naturheilverfahren, sanfte Medizin, Ernährung und Wellness. Hans Höting ist Autor vieler medizinischer Fachbücher, u.a. zum Thema Urin-Therapie (siehe Literatur).

Heidelore Kluge: Wie sind Sie zur Urin-Therapie gekommen?
Hans Höting: Ich arbeite seit über dreißig Jahren als Heilpraktiker und war irgendwann mit der Behandlung der Allergiker nicht mehr zufrieden. Da fiel mir das Buch von Dr. Herz in die Hände, woraufhin ich angefangen habe, die Pollenallergiker mit Urin zu behandeln. Ich war eigentlich selbst überrascht, welch guten Erfolg das gebracht hat.

Und dann haben Sie die Urin-Therapie in Ihr Konzept für Ihre Praxis übernommen?
Erst einmal ohne jemandem zu erzählen, was ich eigentlich tat, denn dafür war die Zeit damals nicht reif. Zunächst hat keiner meiner Patienten gewusst, dass er statt Medikamenten Eigenurin gespritzt bekam. Allerdings konnte ich damit einen erheblich besseren Erfolg erzielen. Und das Gute war eben, dass das zu der Zeit geschah, als bereits eine pollenallergische Reaktion da war – nicht vorher. Dadurch bin ich natürlich hellwach geworden und habe dann versucht, auch bei anderen Erkrankungen Eigenurin einzusetzen. Ich war überrascht, dass auch bei Rheumatikern eine Schmerzlinderung eintrat. Und auch bei den Psychosomatikern brachte der Einsatz von Eigenurin eine Besserung.

Irgendwann wurde mir klar, weshalb das so gut funktionierte, denn Eigenurin ist ja ein Mittel aus dem Körper des Patienten. Wir verwenden in der Behandlung Fußschweiß, Speichel, Eigenblut, Eigenlymphe. Urin ist ebenso ein Mittel, das uns sehr nahe steht. Und da Eigenurin letztlich aus dem Blut kommt, haben wir einen Stempel, der direkt zu uns passt - alle Vorgänge haben ihren Abdruck im Eigenurin.

Haben Sie Ihre Patienten letztendlich aufgeklärt?
Irgendwann kommt die Stunde der Wahrheit. Mir wurde bewusst, dass es eigentlich nicht in Ordnung ist, die Art der Therapie zu verschweigen. Der Patient muss ja auch zu der Therapie stehen. Die Urin-Therapie wurde erst bekannt und ich wollte niemanden dazu zwingen. Als das Buch von Carmen Thomas (siehe Literatur) erschien, habe ich eigentlich erst richtig damit angefangen, den Patienten zu sagen, dass ich ihnen Eigenurin verabreiche.

Ich sollte noch erwähnen, dass ich zuvor sozusagen als Nomade in vielen Ländern der Welt unterwegs gewesen bin und dort Erfahrungen mit der Urin-Therapie gemacht habe – in Kliniken in Indien, in Tibet, in Borneo, in China, in Taiwan und auf den Philippinen. Das hat mich letzten Endes darin bestärkt, voller Überzeugung für die Sache einzutreten.

Wie haben Ihre Patienten und Patientinnen reagiert, als Sie ihnen gesagt haben, dass Sie mit Eigenurin arbeiten?
Als ich den Leuten die Wahrheit sagte, stieß ich zunächst auf sehr viel Ablehnung. Es war ein mühsamer Weg, ihnen klar zu machen, dass Urin ein Stoff aus dem eigenen Körper ist. Ich musste ihnen erklären, dass Urin nicht nur ein Ausscheidungsprodukt ist, das wir loswerden müssen, sondern eben auch bis zu 2000 Wirkstoffe enthält. In der Naturheilkunde ist es gang und gäbe, solche Stoffe zu verwenden. Das Buch von Carmen Thomas war auch eine Hilfe dabei, den Patienten die Scheu zu nehmen, so dass sie eher geneigt waren, es auszuprobieren.

Kommt der Vorschlag der Eigenurin-Therapie meist von Ihnen oder werden Sie auch von Ihren Patienten und Patientinnen danach gefragt?
Ich schlage die Eigenurin-Therapie vor, und wer das nicht möchte,

dem lege ich dar, welche Alternative ich damit anbiete. Ich will kein Diktator sein, aber ich berichte von meinen Erfahrungen: zum Beispiel ist ein Allergie-Patient, der Eigenurin trinkt, viel schneller damit durch ist als einer, der beispielsweise eine Ersatztherapie mit Ameisensäure macht. Ich sage dann: Sie haben die Wahl – wollen Sie es oder wollen Sie es nicht? In den seltensten Fällen würde ich sagen: Entweder machst du das – oder du gehst nach Hause.

Zu einer Kooperation zwischen Therapeut und Patient gehört immer Vertrauen. Wenn das Vertrauen nicht da ist, ist es besser, man trennt sich und er kommt wieder, wenn er das Vertrauen gefunden hat.

Und sprechen Patienten Sie auch direkt an?
Ja, ich bin ja bekannt als Eigenurin-Therapeut. Es kommen beispielsweise Patienten, die mein Buch gelesen haben. Es gibt in Deutschland Selbsthilfegruppen für Eigenurin-Therapie, das Thema ist in der Presse behandelt worden, ich bin im Fernsehen und im Rundfunk gewesen, ich bin häufig in der Zeitung ... Viele wissen also, dass ich Eigenurin-Therapeut bin und die kommen dann auch explizit deswegen.

Es ist doch aber merkwürdig, dass selbst nach dem Buch von Carmen Thomas immer noch diese Ablehnung da ist. Wie kann das sein?
Nehmen wir Roberto Blanco, der auch ein Anhänger der Eigenurin-Therapie ist. Er hat selbst im Fernsehen mal gesagt, er habe mein Buch gelesen und bekenne sich dazu. Das heißt, es gibt so etwas wie eine >Salonfähigkeit< der Urin-Therapie. Auf der anderen Seite habe ich das Gesundheitsamt hier im Hause gehabt und mir wurde gedroht, dass wenn ich nicht >mit der Schweinerei< aufhören würde, man gegen mich vorgehen würde. Aber ich berufe mich auf sechstausend Jahre Geschichte der Eigenurin-Therapie und das kann auch eine wissenschaftliche Institution nicht vom Tisch diskutieren. Ich stehe dazu und bin auch bereit, die Konsequenzen auf mich zu nehmen.

In meiner Familie wurde die Eigenurin-Therapie praktiziert und ich weiß viel von Bekannten darüber. Warum ist sie bei Ärzten so wenig bekannt?
Das ist ganz klar zu beantworten: weil sich das nicht mit den Grundsätzen der wissenschaftlichen Medizin vereinbaren lässt. Erstens: Es gibt keinerlei wissenschaftliche Untersuchungen darüber, warum Eigenurin helfen soll. Zweitens: Eigenurin ist für die wissenschaftliche Medizin ein Ausscheidungsprodukt. Und drittens: Es gibt ein Hygieneproblem. Das sind drei Faktoren, die ein Zusammenkommen mit der wissenschaftlichen Medizin ausschließen. Es gibt zwar durchaus Ärzte, die die Urin-Therapie einsetzen, aber eher inoffiziell.

Aber auf der anderen Seite gibt es ja schon sehr lange wissenschaftliche Berichte darüber.
Hier in Bremen gab es einen Wissenschaftler, der sich nach anfänglicher Skepsis näher mit der Urin-Therapie beschäftigt und wissenschaftliche Versuche gemacht hat. Auch er hat die klare Ansage bekommen, dass er seinen Job verlieren würde, wenn er nicht mit der Schweinerei aufhören würde. Er ist schließlich von Bremen weggegangen und lebt heute an der Schweizer Grenze. Auch dort wurde er so unter Druck gesetzt, dass er aufgehört hat, noch irgend etwas für die Eigenurin-Therapie zu tun.

Es gibt einen Verband, bestehend aus Ärztinnen, Heilpraktikern, Wissenschaftlerinnen und Privatleuten, der sich zum Ziel setzt, gerade diese Therapie zu fördern.
Das ist der Deutsche Verband für Eigenurin-Therapie. Wir haben Ärzte und Wissenschaftler unter uns, wir sind tätig, wir machen unsere Tagungen, wir halten auch Fachfortbildungen und Vorträge – aber bisher stoßen wir nicht auf sehr viel Gegenliebe.

Woran mag das liegen?
Weil die Wissenschaft dagegen ist.

Hätte das Gesundheitsamt denn die rechtliche Grundlage gehabt, Ihnen die Anwendung der Urin-Therapie zu untersagen?
Man hätte mir schon Schwierigkeiten machen können. Man kann mir nur keine Schwierigkeiten machen, weil ich ja kein Medikament hergestellt habe – das tun die Patienten ja zu Hause.

In dem Buch von Martha Christy (siehe Literatur) habe ich einen Satz darüber gelesen, warum die Pharmaindustrie sich nicht mit der Eigenurin-Therapie beschäftigt: Man kann ja kein Geld damit machen.
Natürlich, ist ja klar. Nehmen wir nur mal meine Praxis: Was ich hier an Allergiebehandlungen mit positivem Ergebnis durchgeführt habe – was ist das für ein Schaden für die Pharmaindustrie! Den Leuten geht es besser, die Leute sind aktiv, sie laufen nicht schläfrig durch die Gegend, weil sie nicht diese Antiallergika nehmen müssen – natürlich ist das ein Schaden. Rheumatiker konnten durch Eigenurin-Therapie ihr Cortison absetzen. Und wie oft haben wir bei Sinusitis helfen können! Das ist ein Riesenschaden. Die können froh sein, dass wir das Ekelgefühl der Patienten haben! Wenn wir das nicht hätten, dann hätten wir noch einen viel größeren Erfolg.

Aber dies Gefühl scheint auch anerzogen zu sein. Man lobt ja kleine Kinder, wenn sie erfolgreich auf dem Töpfchen waren. Aber wenn sie dann anfangen, sich damit zu beschäftigen, ist genau das Gegenteil der Fall – und das bleibt.
Igittigitt – man kippt es weg! Das ist ein Trauma, das wir da in uns haben.

Dazu eine Frage: Wie könnte man denn den Ekel überwinden, der ja, wie Sie sagen, traumatisch eingeprägt ist?
Das ist ganz einfach. Ich habe mir natürlich auch Gedanken gemacht: Wie kann ich die Patienten leichter an die Sache heranführen? Die Augen öffnete mir ein Patient, der mit Fliege und Maßanzug in die Praxis kam und bei dem ich sofort dachte, dass ich ihn nie zur Urin-Therapie bewegen könnte. Doch dann erzählte er mir, dass er Eigenurin trinke – ich solle es bloß nicht seiner Frau erzählen. Er

habe Schwierigkeiten am Computer und seine Augen ließen nach – das sei seitdem er Urin trinke alles vorbei. Und dann kam seine Frau herein und sagte: >Ich muss Ihnen was sagen – ich nehme Eigenurin, aber sagen Sie es nicht meinem Mann!< Da habe ich mir gesagt: Wenn diese Leute dazu bereit sind, warum nicht auch andere?

Ich rate den Leuten also zum Einstieg ein schönes Glas mit Saft zu füllen und einen halben Teelöffel Urin dazu zu geben – der ist nicht zu riechen, zu schmecken oder zu sehen. Sie sollen das so lange trinken, bis sie das Gefühl haben: Aha, ich habe Eigenurin getrunken. Und dann steigern sie die Zugabe mit einem Teelöffel, dann zweien usw. Und irgendwann hat der Saft keinen Platz mehr. Das klappt! Damit bin ich wunderbar zurechtgekommen.

Die Ironie des Ganzen ist ja, dass die Pharmaindustrie ebenfalls Urin verwendet.

Die wenigsten wissen, dass Harnstoff in der Pharmazie verwendet wird. Er wird heute meist nicht mehr aus dem Urin gemacht, sondern gentechnisch hergestellt – wobei alles, was aus Urin gemacht wird, einen viel besseren Wirkungsgrad hat.

Ich hatte einmal einen sehr schweren Unfall und musste monatelang im Krankenhaus liegen. Ich hatte eine Hirnschädigung und bei Gefahr von Schlaganfall wird Patienten Urokinase verabreicht. Da habe ich mir gesagt: Was kann ich Besseres tun als meinen eigenen Urin zu nehmen? Urokinase kommt auch aus dem Urin, aber das sagt einem keiner.

Was ist Ihr größtes Argument für die Eigenurinbehandlung? Der Stempel, den jeder Mensch in seinem Urin hinterlässt und der sein gesamtes Befindlichkeitsbild darstellt?

Das ist es, was ich meinen Patienten sage: Lebe mal ein paar Tage als Vegetarier und beobachte deinen Urin, und dann iss wieder Fleisch – die Veränderung wird sofort deutlich. Unser Urin verändert sich auch mit dem Stresspegel, den wir gerade erleben. Daran kann jeder sehen, dass Urin ein Abbild unseres Selbst ist. Was immer in mir passiert, spiegelt sich im Urin wider. Also habe ich auf der anderen

Seite – Ähnlichkeitsprinzip der Homöopathie – genau das Gegenbild. Was kann mir Besseres passieren? Wenn man das auf dem Monitor betrachtet, in Kurven dargestellt, dann ist das Präparat aus meinem Körper mir doch am nächsten. Und was kann mir besser helfen?

Vielen Dank für dieses Gespräch.

LITERATUR

Abele, Johann: Die Eigenharnbehandlung nach Dr. med. Kurt Herz. Erfahrungen und Beobachtungen. Heidelberg, 1991
Die beiden Ärzte Herz und Abele haben wohl die wichtigste Grundlagenforschung auf dem Gebiet der Urin-Therapie im deutschsprachigen Raum geleistet.

Allmann, Ingeborg: Die Heilkraft der Eigenharn-Therapie. Königstein, 1994
Die Autorin ist gelernte Apothekerin. Mit der Urin-Therapie kurierte sie ihr schweres Asthma und ist inzwischen als Urin-Therapeutin tätig.

Armstrong, John W.: The Water of Life. London, 1990
Der englische Arzt Armstrong kam durch Heilerfolge bei sich selbst zur Urin-Therapie. Sein Buch ist eines der Standardwerke der modernen Urin-Therapie.

Barnett, Beatrice: Urine Therapy. It May Save Your Life. Hollywood, 1989
Die aus der Schweiz stammende Autorin ist Begründerin des »Water of Life Institute« in den USA. Durch Publikationen, Tagungen usw. hat sie dazu beigetragen, dass die Urin-Therapie inzwischen in verschiedenen amerikanischen Kliniken angewendet wird.

Christy, Martha M.: Selbstheilung mit Urin – Unsere eigene perfekte Medizin. Steyr, 2005
Martha Christy ist Beraterin für Ernährung und alternative Medizin und hat zu diesen Themen schon mehrere Bücher in den USA veröffentlicht. Seit ihrer Jugend litt sie an einer schweren, von den Ärzten für unheilbar erklärten Krankheit. Nachdem sie an die Grenzen der Medizin gestoßen war und auch alternative Heilmethoden probiert hatte, machte sie durch Zufall die Entdeckung der Heilkraft des lange tabuisierten Körpersaftes Urin.

Höting, Hans: Lebenssaft Urin – Die heilende Kraft. München, 1994
Der Autor ist Heilpraktiker und verwendet die Urin-Therapie seit vielen Jahren in seiner Praxis.

Kroon, Coen van der: Die goldene Fontäne. Köln, 1994
Urin-Therapie von A–Z, Tipps und Ratschläge für die praktische Anwendung. Köln, 2004
Der Autor ist holländischer Urin-Therapeut, der vor allem in Indien viele Erfahrungen gesammelt hat (evdk@knoware.nl).

Thomas, Carmen: Ein ganz besonderer Saft – Urin. München, 1999
Das Buch entstand auf der Grundlage einer Radiosendung über Urin-Therapie, die eine sehr große Resonanz fand.

ADRESSEN

Eigenurin-Behandlungen werden inzwischen von verschiedenen Heilpraktikerinnen, Heilpraktikern und naturmedizinisch ausgebildeten Ärzten und Ärztinnen angeboten. Es lohnt sich nachzufragen! Im Anschluss finden Sie ein ausführliches Verzeichnis.

Folgende der im Literaturverzeichnis genannten Autoren und Autorinnen sind Urin-Therapeut/innen, an die Sie sich ebenfalls wenden können:

Dr. med. Johann Abele
Sanatorium für Biologische Heilweise
Schloß Lindach 2
73527 Schwäbisch Gmünd
Tel. 07171 – 71201

Ingeborg Allmann
Laurenbühlstr. 26
88441 Mittelbiberach
Tel. 07351 – 75400

Dr. Beatrice Bartnett
Water of Life Foundation
P.O.Box 4735
USA-Ruidoso NM 88345
Tel. 001-505-2573406

Hans Höting
Twiedelftweg 13
28279 Bremen
Tel. 0421 – 825677
Deutsche Gesellschaft für Harntherapie
www.harntherapie.de

Urin-Therapie

HEILPRAKTIKERINNEN IN DEUTSCHLAND, DIE URIN-THERAPIE ANWENDEN

PLZ 1

Gabriele Birgit Hammond
Adamstrasse 10
13595 Berlin
Tel: 030-33 29 02 22

Frank Haseloff
Friedrich-Ebert-Str. 57
14469 Potsdam
Telefon: 0331–61 39 26
Email: naturheilpraxis_
haseloff@topmail.de
www.springlebendig.de

Alfons Ohlinger
Marwitzer Strasse 68
13589 Berlin
Tel: 030–375 31 47
Email: alfonsdoc@aol.com

Marion Rausch
Stolzenhagener Str. 2
12679 Berlin- Marzahn
Tel: 030–933 73 97
Email: um.rausch@freenet.de
www.heilpraktiker.org/v-cards/
MarionRausch/index.htm

PLZ 2

Regine Backhausen
Osterstr. 40
26506 Norden

Elke Sperling
Walddörferstr. 43
22041 Hamburg

PLZ 3

Catrin Damovsky
Wachlange 2 · 31832 Springe

Dr. Gabriele Plehn-Anrecht
Steinweg 74 · 38518 Gifhorn

PLZ 4

Heide Hesel
Hauptstege 23 · 46485 Wesel
Tel: 0281-53 04 62
Email: info@naturheilpraxis-hesel.de
www.naturheilpraxis-hesel.de

Dr. Ellen Krause
Mülheimer Str. 46 · 40878 Ratingen

PLZ 5

Ingeborg Deterding-Mittelstädt
Auf dem Brenschen 9
58452 Witten

Christa Moritz
Heerstr. 16 · 53111 Bonn
Tel: 0228-65 08 12

PLZ 6

Angelika Malburg
Winterbergstr. 3 · 66119 Saarbrücken
Tel: 0681-935 45 20
Email: am@homoeopathicus.de

Manuela Hildebrandt
Moritzstrasse 50 · 65185 Wiesbaden
Tel: 0611-330 98 92
Email: info@Manuela-Hildebrandt.de

PLZ 7

Ursula Steinbrenner
Billsbergstr. 2/1 · 74385 Pleidelsheim

Edith Walterspacher
Scheffelstr. 13 · 76571 Gaggenau

PLZ 8

Angela Obermaier
Leitenhöhe 4 · 82229 Hechendorf
Tel: 08152-98 03 75
www.naturheilpraxis-obermaier.de/
(UT nur in der Allergiebehandlung)

Monika und Manfred Imhof
Westliche Ringstr. 23 b
84347 Pfarrkirchen
Tel: 08561-64 76
Email: mimhof@t-online.de

PLZ 9

Günter R. Guttsche
Hans-Loch-Straße 53 · 99099 Erfurt
Tel: 0361-380 74 46
Email: guenterguttsche@hotmail.com

Indrani Swatek
Fischerweg 20 · 93092 Barbing
Tel: 09403-95 20 70

Auszug der Mitglieder der Deutschen Gesellschaft für Harntherapie e.V.

PLZ 0

Dipl. Soz. Karya Barbara Wedel
Flossplatz 8 · 04107 Leipzig
Tel.: 0341-225 51 31
Email: karyawedel@avantgarde-med.de

Edelgard Langer, Heilpraktikerin
Eichenweg 18 · 04425 Taucha
Tel: 034298-660 19

PLZ 1

Ursula Goreczko, Heilpraktikerin
Saarmunder Str. 46 · 14478 Potsdam
Tel: 0331-81 00 42

Dipl. Med. Päd. Marlies Körner, Heilpraktikerin
Pitztaler Str. 35 · 16341 Zepernick

PLZ 2

Sabine Behr, Heilpraktikerin
Im Lurup 11 · 21365 Adendorf
Tel: 04131-76 74 71
Email: healingbear@web.de

PLZ 3

Marion Bilinski, Heilpraktikerin
Johannisgraben 4
35582 Wetzlar/Dutenhofen
Tel: 0641-250 27 77

Bärbel Dörries, Heilpraktikerin
Allerberg 2d
37130 Gleichen/Reinhausen
Tel: 05592-12 99
Email: Baerbel.Doerries@t-online.de

PLZ 4

Thorsten Hollmann
Wittener Str. 4 · 42277 Wuppertal
Telefon: 0202-66 55 64
Email: thorsten.hollmann@t-online.de
www.Naturheilpraxis-Hollmann.de

Helga Kreuzaler
Fliederstr. 20 · 45772 Marl
Tel: 02365-627 18

PLZ 5

Gabriele Cadard, Heilpraktikerin
Innere Kanalstr. 67 · 50823 Köln
Tel: 0221-801 73 87
Email: gcadard@aol.com

Ula Kinon, Heilpraktikerin
Schaaffhausenstr. 5
53604 Bad Honnef
Tel: 02224-91 72 14

PLZ 6

Marianne Krug,
Fachärztin für Allgemeinmedizin
Gr. Friedberger Str. 44-46
60313 Frankfurt/Main
Tel: 069-28 42 49

Astrid Lenz-Lang,
Fachärztin für Allgemeinmedizin
Siemensstr. 9 · 63263 Neu-Isenburg
Tel: 06102-172 27

Karin Junk, Heilpraktikerin
Burgstrasse 17 · 63636 Brachttal
Tel: 06053-59 73
Email: karin.junk@web.de

PLZ 7

Helga Schuler, Heilpraktikerin
Liliencronstr. 5 · 70619 Stuttgart
Tel: 0711-47 82 60

Dr. Inge Erbe,
Fachärztin für Allgemeinmedizin
Bachwiesenstr. 5 · 72525 Münsingen
Tel: 07381-12 11

Dr. Ulrike Kohrs-Gerlach,
Ärztin für Allgemeinmedizin
Plochinger Str. 91 · 73730 Esslingen
Tel: 0711-31 24 04

Christa Atzenhofer, Heilpraktikerin
Untere Hauptstraße 48
85354 Freising
Tel: 08161-35 33

Urin-TherapeutInnen im Ausland

Österreich

Roman Korzonek
Jasomirgottstr. 5/2/6
Tel: 0043-19 46 11 12
A-1010 Wien
www.jasomirgottcenter.at/

Dr. Erich Ensat, Facharzt für HNO-Krankheiten, Ganzheitsmedizin
Wienerstr. 46/5 · A-8605 Kapfenberg
Tel: 0043-386 22 32 81

Schweiz

Günter Bauer
Blattenmoosstr. 19
CH-6014 Littau
Tel: 0041-412 50 52 65

Dr. med. Ulrich Hasler
Oberer Graben 12
CH-9000 St. Gallen
Tel: 0041-712 22 22 30

Gemeinschaftspraxis
Dipl. Naturärztin Theresia Klöti-Hengemühl
Dipl. Naturarzt Hans Rudolf Weber
Lilienweg 3
CH-4665 Oftringen
Tel: 0041-627 97 62 51
Email: t.kloeti@naturheil-kunde.ch

Niederlande

Dr. med. Günter Gilch, Anästhesist
De Keizerskroon 80
NL-1787 BP Den Helder
Niederlande
Tel: 0031-223 69 14 59
Email: g.gilch@gmx.net

Coen van der Kroon, Urintherapeut
Autor von »Die Goldene Fontäne«
Email: evdk@knoware.nl

Dr. Hans C. Mol, Psychologe und Heilpraktiker
Delfzijlstraat 36
NL-6835 CP Arnhem
Niederlande
Tel: 0031-267 50 39 97
E-Mail: h.c.mol@12move.nl

China

Chinese Association of Urine Therapy
72, Wu Kon Lio Road, Wuku Industrial Park
Taipei Hsien, Taiwan
R.O.C.
http://skepdic.com/urine.html

Indien

Dr. Nila Sanghvi, Autor von Shivambu
– Urine Therapy
39, Chakraberia Road (south)
Bhowanipur, Calcutta
India 700025
Email: nila_sanghvi@hotmail.com

Linksammlung zur Urin-Therapie

- Deutsche Gesellschaft für Harntherapie
  www.harntherapie.de

- www.urintherapie.com

- Shirley's Wellness Cafe
  www.shirleys-wellness-cafe.com/urine.htm (engl.)

Bibliografische Information der Deutschen Nationalbibliothek
Die Deutsche Nationalbibliothek verzeichnet diese Publikation
in der Deutschen Nationalbibliografie;
detaillierte bibliografische Daten sind im Internet über
http://dnb.d-nb.de abrufbar.

ISBN 978-936937-56-5

1. Auflage 2008

Redaktion: Victoria Groß, Nele Klingner
Umschlaggestaltung: Stefanie Schenk, Berlin
Layout & Satz: Marc Berger, Berlin
Herstellung: Anna Mandalka
Druck: MB Medien